一本书·读懂

# 备孕、孕期、哺乳期用药

【主编】

徐 帆 龙 旭 马 敬 晏远智

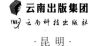

云南出版集团

云南科技出版社

·昆明·

**图书在版编目（CIP）数据**

一本书读懂备孕、孕期、哺乳期用药 / 徐帆等主编
. -- 昆明：云南科技出版社 , 2022.9
ISBN 978-7-5587-4623-9

Ⅰ . ①一… Ⅱ . ①徐… Ⅲ . ①妊娠期—用药法②哺乳
—产褥期—用药法 Ⅳ . ① R984

中国版本图书馆 CIP 数据核字 (2022) 第 176767 号

# 一本书读懂备孕、孕期、哺乳期用药
YI BEN SHU DUDONG BEIYUN、YUNQI、BURUQI YONGYAO

徐 帆 龙 旭 马 敬 晏远智 主编

出 版 人：温 翔
责任编辑：汤丽鋆
整体设计：长策文化
责任校对：秦永红
责任印制：蒋丽芬

书 号：ISBN 978-7-5587-4623-9
印 刷：昆明亮彩印务有限公司
开 本：787mm×1092mm 1/16
印 张：12
字 数：192 千字
版 次：2022 年 9 月第 1 版
印 次：2022 年 9 月第 1 次印刷
定 价：68.00 元

出版发行：云南出版集团 云南科技出版社
地 址：昆明市环城西路 609 号
电 话：0871-64192372

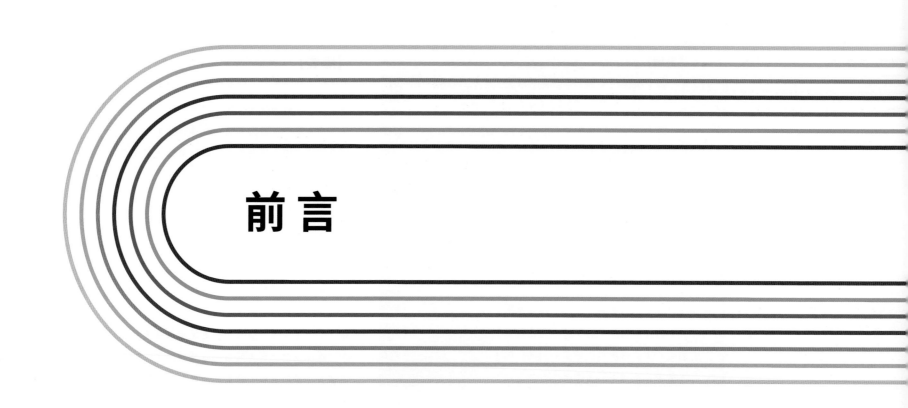

前言

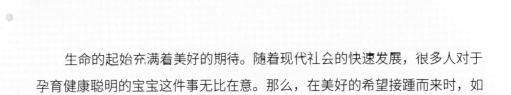

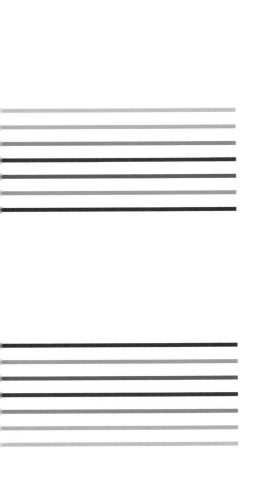

生命的起始弥满着美好的期待。随着现代社会的快速发展，很多人对于孕育健康聪明的宝宝这件事无比在意。那么，在美好的希望接踵而来时，如何运用科学的方法做到有备而孕？为迎接新生命该做好哪些准备呢？

生命犹如一段旅程，谁都希望自己的旅途是轻松愉快的。这本书为想要成为爸爸妈妈的朋友们，提供合理用药参考，让大家在孕育新生命的旅程中不迷路、不茫然，避免备孕、孕期、哺乳期用药的误区，为大家开启愉快的旅程。

一段美好的旅程从做好准备开始。我们一起翻开这份用药攻略吧！

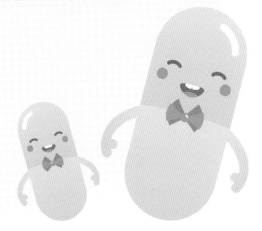

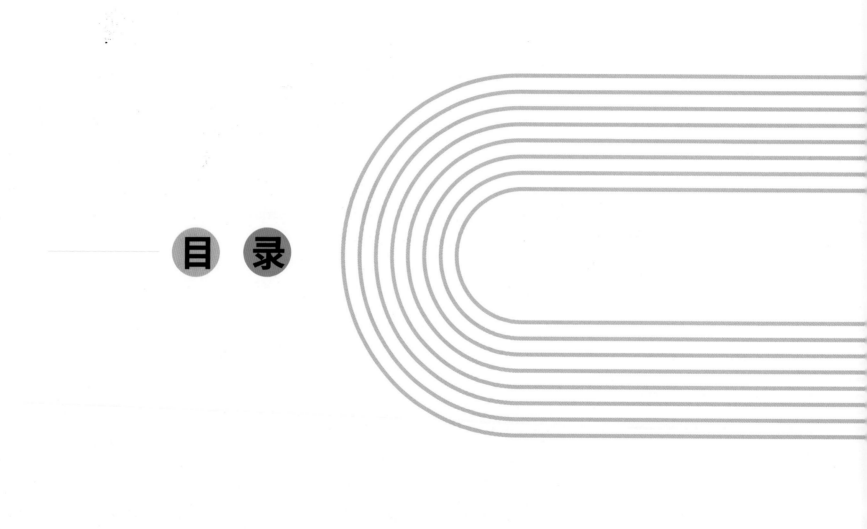

目 录

**第一篇**
**备孕"药"科学**

**第二篇**
**孕期"药"谨慎**

第三篇
哺乳期“药”安全

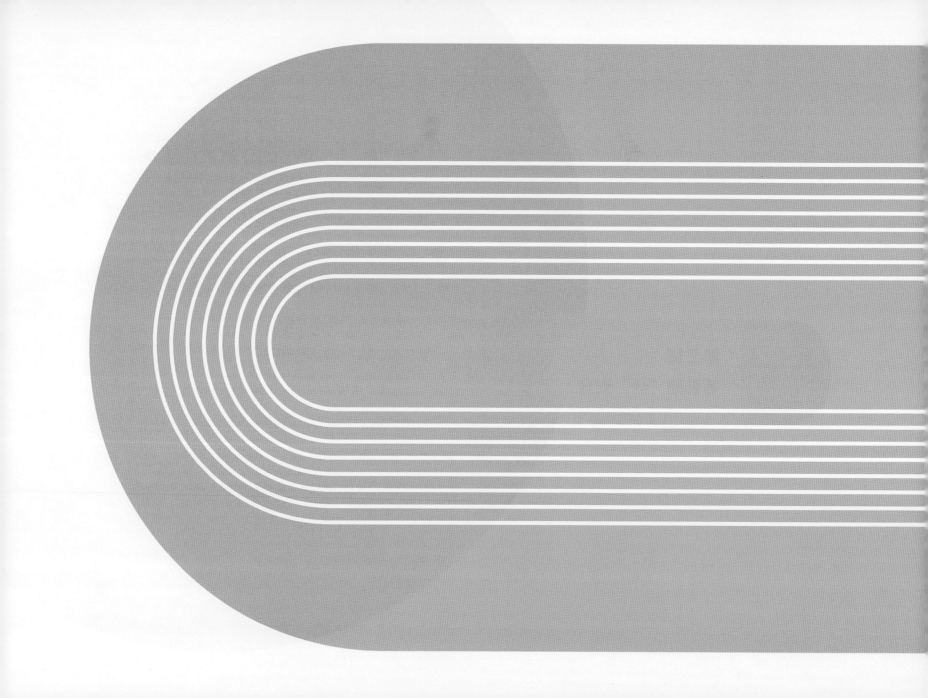

# 备孕

药 科 学

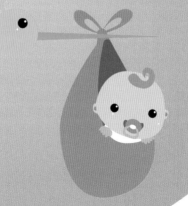

# 1 第一章　维生素的补充

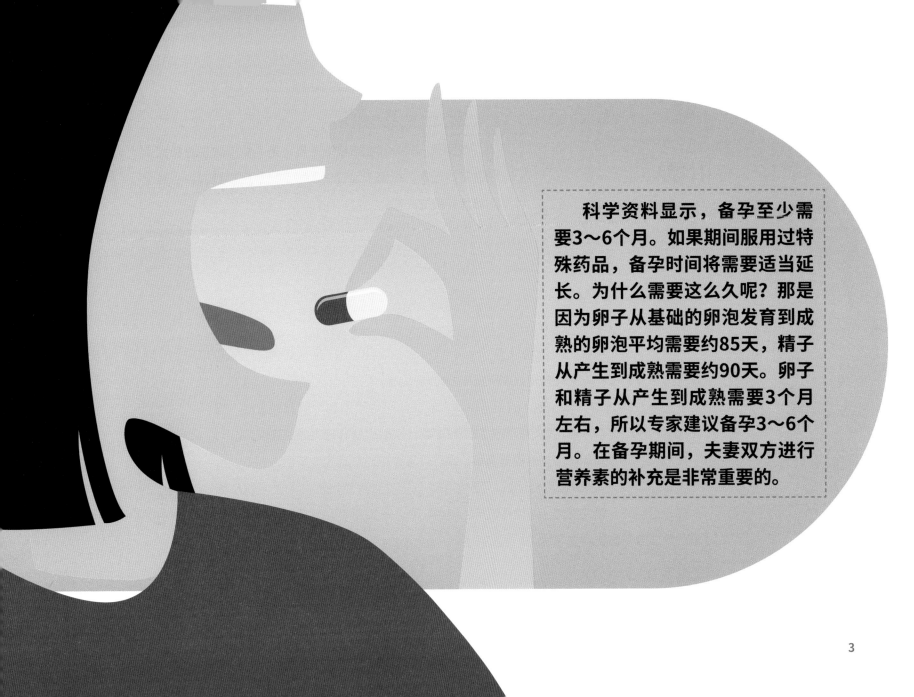

　　科学资料显示，备孕至少需要3～6个月。如果期间服用过特殊药品，备孕时间将需要适当延长。为什么需要这么久呢？那是因为卵子从基础的卵泡发育到成熟的卵泡平均需要约85天，精子从产生到成熟需要约90天。卵子和精子从产生到成熟需要3个月左右，所以专家建议备孕3～6个月。在备孕期间，夫妻双方进行营养素的补充是非常重要的。

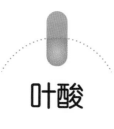

# 叶酸

## 什么是叶酸

叶酸是一种水溶性B族维生素，是人体细胞生长和繁殖所必需的元素，可用于治疗由叶酸缺乏引起的贫血，也是孕妇的营养素增补剂。

## 为什么要补充叶酸

超过50%的新生儿神经管缺陷（neural tube defects，NTDs）病例与妊娠初期叶酸不足有关，补充叶酸可显著降低NTDs的发生率。

叶酸作为体内蛋氨酸循环的甲基供体，缺乏时可导致同型半胱氨酸血症，损伤血管内皮细胞，并激活血小板产生黏附和聚集，从而引发妊娠高血压等疾病。

叶酸还是细胞DNA合成的重要辅酶，缺乏可导致巨幼红细胞性贫血。

从备孕到孕期合理补充叶酸，可预防胎儿先天性神经管畸形、同型半胱氨酸血症、巨幼红细胞性贫血、习惯性流产、胎盘早剥。长期科学补充叶酸也有助于降低心脑血管疾病的发生风险。

## 🦋 如何补充叶酸

根据人群不同，叶酸剂量的选择也有差异。

### 🖐 低风险妇女

低风险妇女指没有生育神经管缺陷患儿危险因素的妇女。

**建议低风险妇女从可能怀孕或孕前至少3个月开始，每日补充0.4～0.8mg叶酸，直至妊娠满3个月。**

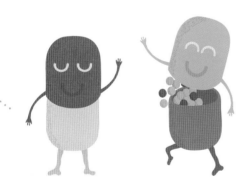

### 🖐 中等风险妇女

存在以下情况的妇女就是中等风险妇女：①患先天性脑积水、先天性心脏病、唇腭裂、肢体缺陷、泌尿系统缺陷，或有上述缺陷家族史，或一、二级直系亲属中有神经管缺陷生育史的妇女；②患糖尿病、肥胖或癫痫的妇女；③正在服用可增加胎儿神经管缺陷风险的药物，如卡马西平、丙戊酸、苯妥英钠、扑米酮、苯巴比妥、二甲双胍、甲氨蝶呤、柳氮磺胺吡啶、甲氧苄啶、氨苯蝶啶、考来烯胺；④患胃肠道吸收不良性疾病的妇女。

**建议中等风险妇女从可能怀孕或孕前至少3个月开始，每日补充0.8～1mg叶酸，直至妊娠满3个月。**

### 高风险妇女

以下人群属于高风险妇女：①夫妻任一方有神经管缺陷患儿生育史；②夫妻任一方患神经管缺陷。

**建议这类女性从可能怀孕或孕前至少1个月开始，每日补充4mg叶酸，直至妊娠满3个月。**

### 被忽视的男士

男性在备孕期间也需要补充叶酸吗？答案是需要。

叶酸是精子生成过程中所必需的维生素，叶酸代谢的关键酶为体内DNA、RNA及蛋白质等物质的合成提供甲基，保证精子的顺利生成。**建议备孕男性每日补充叶酸4～5mg，特别是具有神经血管畸形家族史的男性，更需要补充叶酸。**

补充叶酸的注意事项：维生素$B_{12}$引起的巨幼细胞贫血不能单独用叶酸治疗。孕前补充叶酸过量有可能引起内分泌失调，反而影响排卵。

饮食建议：平衡膳食、合理使用叶酸补充剂是改善叶酸营养状况的有效措施。避免过量补充带来的健康风险。

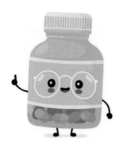

## 中国疾病防控中心妇幼保健中心推荐叶酸补充剂量

| 叶酸代谢能力 | 孕前 3 个月 | 孕早期<br>（孕 0 ~ 12 周） | 孕中 / 后期<br>（孕 13 ~ 40 周） | 备注 |
|---|---|---|---|---|
| 正常 | 0.4 毫克 / 天 | 0.4 毫克 / 天 | 膳食补充 | 补充维生素 $B_{12}$ |
| 较弱 | 0.4 毫克 / 天 | 0.8 毫克 / 天 | 0.4 毫克 / 天 | 补充维生素 $B_{12}$、维生素 $B_6$、锌元素 |
| 弱 | 0.8 毫克 / 天 | 0.8 毫克 / 天 | 0.4 毫克 / 天 | 补充维生素 $B_{12}$、维生素 $B_6$、锌元素 |

## 2017 年 1 月 美国预防医学工作组（USPSTF）发布《补充叶酸预防神经管缺陷指南》

| 高危因素 | 叶酸补充剂量 |
|---|---|
| 夫妻双方或一方有神经管缺陷史或生育史 | 从可能怀孕或怀孕前 1 个月开始每日补充 4mg 叶酸直至妊娠满 3 个月，亦可每日补充 5mg |
| 家族遗传病史，先天性遗传病史，患糖尿病、肥胖、癫痫，患胃肠道吸收不良性疾病，正在服用增加胎儿神经管缺陷风药物 | 从可能怀孕或怀孕前 3 个月，开始每日补充 0.8 ~ 1.0mg 叶酸直至妊娠满 3 个月 |
| MTHFR 基因异常<br>高同型半胱氨酸血症 | 每日补充 5mg 叶酸直至血液同型半胱氨酸水平降至正常后再考虑受孕且维持每日补充 5mg 叶酸直至妊娠满 3 个月 |

### 常见叶酸片品名及含量

| 商品名 | 通用名 | 叶酸含量 |
|---|---|---|
| 叶酸片 | 叶酸片 | 5mg |
| 斯利安 | 叶酸片 | 0.4mg |
| 爱乐维 | 复合维生素 | 0.8mg |
| 玛特纳 | 多维元素片（23） | 1mg |

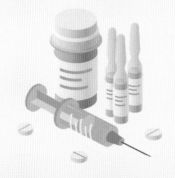

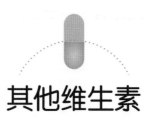

# 其他维生素

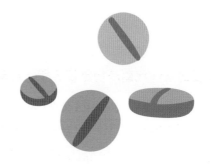

### 维生素 C

维生素C是水溶性抗氧化剂。

● 女性摄取维生素C可改善女性盆腔环境，帮助治疗一些女性生殖系统疾病，如多囊卵巢综合征、盆腔炎等。

● 男性摄取维生素C可显著提高精子浓度和活动度。精液中的高浓度维生素C可使精子内的重要成分免受氧自由基损伤，同时保护精子免受其他有害物质所致的基因损伤。在不育男性精索静脉曲张术后使用维生素C可起到辅助治疗的作用。

### 维生素 B$_{12}$

维生素B$_{12}$即钴胺素，在体内转化为甲基钴胺和辅酶B$_{12}$才能产生活性，并且甲基钴胺还参与体内叶酸的代谢。

● 当人体缺乏维生素B$_{12}$时，四氢叶酸的循环利用会受到影响，导致神经损害。

● 女性妊娠期间对维生素B$_{12}$的需求会大幅增加，合理补充维生素B$_{12}$可预防胎儿出现巨幼红细胞性贫血和畸形。

● 对于男性而言，维生素B$_{12}$不仅具有增加精子数量的作用，还能提高精子活力和减少精子的DNA损伤，同时也可以增强男性生殖系统功能，从而提高男性生育力。在辅助生殖治疗实施前给予弱精子症患者维生素B$_{12}$干预，有望改善妊娠结局，提高妊娠率。

### 🌿 维生素 A

维生素A主要的活性代谢产物是视黄酸，视黄酸又称为维甲酸。

维生素A对胎儿的眼睛、心脏、肺、骨骼发育至关重要，孕期合理补充维生素A对维持胚胎正常发育具有重要的作用。**但若女性在孕前和孕期过量使用维生素A则可能会增加脑神经嵴缺陷和其他畸形的发生风险。**

男性补充维生素A可刺激诱导成年男性精原细胞分化，而精原细胞分化，是精子发生的关键步骤。有研究发现，维生素A可保护精子免受活性氧损伤，这为维生素A作为治疗药物改善精子质量的有效性提供了证据。

### 🌿 维生素 D

女性摄取维生素D可改善子宫内膜环境，利于胚胎着床。

在男性体内，维生素D可调控63个与睾酮合成和维生素D代谢相关的基因。这种调控作用主要由维生素D受体与类视黄醇X受体激活引发。而调控睾酮合成相关基因，可能是维生素D调节睾酮水平的作用机制

之一。很多研究已经证实，维生素D缺乏会导致精子活力下降。

### 🌿 维生素 E

维生素E又称为生育酚，是人体内最主要的抗氧化剂之一。已有研究证实，维生素E是生育过程中的必需营养成分，也是生殖系统最基本的抗氧化物质，可使女性雌性激素浓度升高，起到提高生育能力，预防流产的作用。研究结果发现，对于不育男性采取维生素E治疗措施，可以显著改善其精子质量，尤其是在改善精子活力、数量和形态方面具有显著作用。并且，《维生素E在男性不育中临床应用专家共识（2014版）》中指出，维生素E治疗男性不育安全有效，值得临床推广使用。

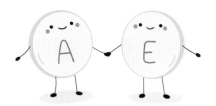

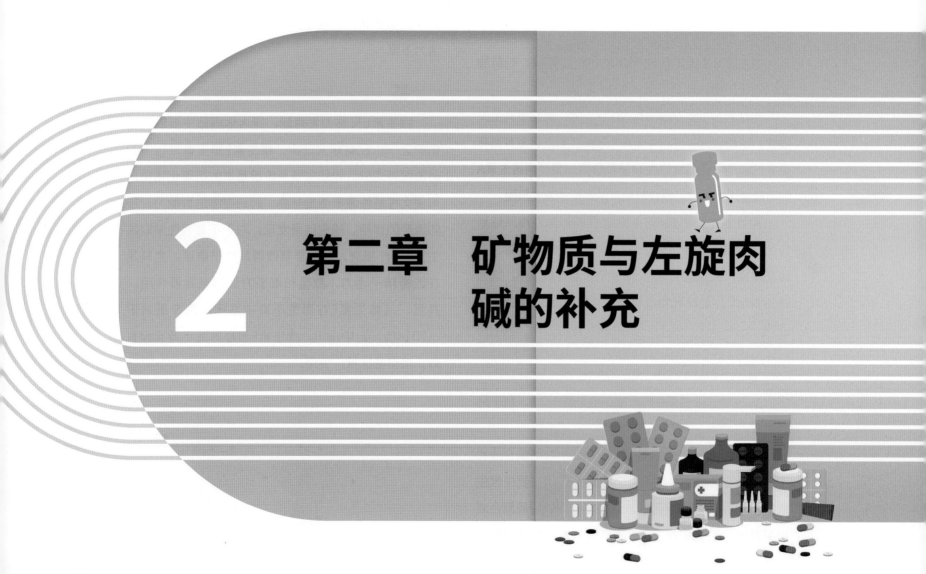

# 2

# 第二章　矿物质与左旋肉碱的补充

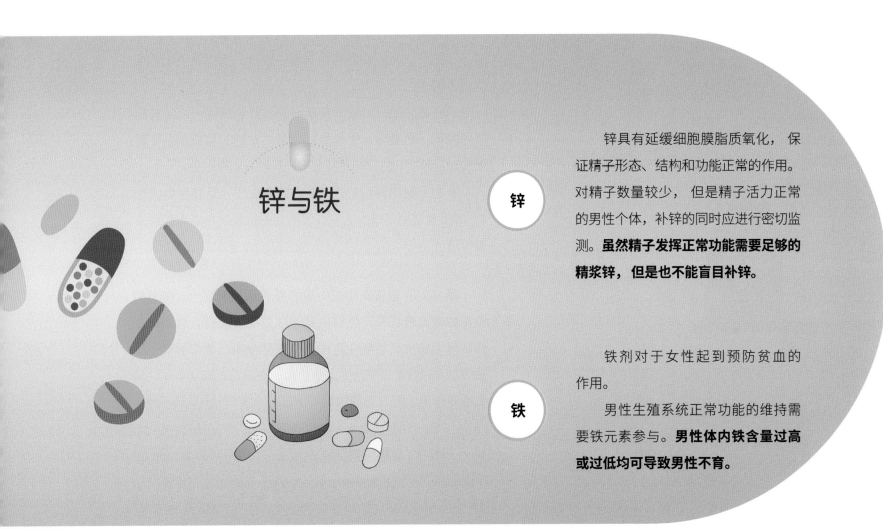

# 锌与铁

**锌** 锌具有延缓细胞膜脂质氧化，保证精子形态、结构和功能正常的作用。对精子数量较少，但是精子活力正常的男性个体，补锌的同时应进行密切监测。**虽然精子发挥正常功能需要足够的精浆锌，但是也不能盲目补锌。**

**铁** 铁剂对于女性起到预防贫血的作用。

男性生殖系统正常功能的维持需要铁元素参与。**男性体内铁含量过高或过低均可导致男性不育。**

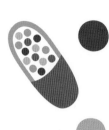

钙与镁是两种宏量元素，在精液中含量较高。钙、镁离子（$Ca^{2+}$、$Mg^{2+}$）的存在对精子获能、顶体反应及活跃均是必要的。

钙元素是胎儿生长发育所必需的矿物质之一，尤其是孕中晚期，随着胎儿生长发育加速，对钙的需要也会显著增加，且孕期补充钙剂对降低早产风险有潜在益处。

补充足量的镁可有效预防妊娠高血压，且镁在体内作为300多种辅酶的辅助因子，对胎儿的生长发育同样起到关键作用。

硒（Se）是睾丸组织中重的要微量元素之一。随着男性性腺的发育成熟，性腺中硒的浓度明显上升，这对维持精子鞭毛结构和功能完整性具有重要作用。硒在男性生殖系统发育和改善精子活力、维持精子正常形态和功能中，具有重要作用。硒元素通过抑制核因子-κβ（nuclear factor kappa-β，NF-κβ）、toll样受体（toll-like receptor，TLR）和p38 丝裂原激活蛋白激酶（mitogen-activated protein kinase，MAPK/p38）等信号通路减轻炎症反应，调节PPAR-γ表达并改善胰岛素抵抗。因此，孕妇补充硒可降低糖尿病的发生率。此外，硒元素也可以通过其抗氧化活性清除活性氧和自由基，进而减轻妊娠相关的氧化性损伤。

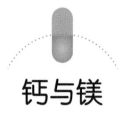

# 钙与镁

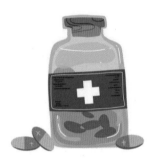

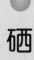

# 硒

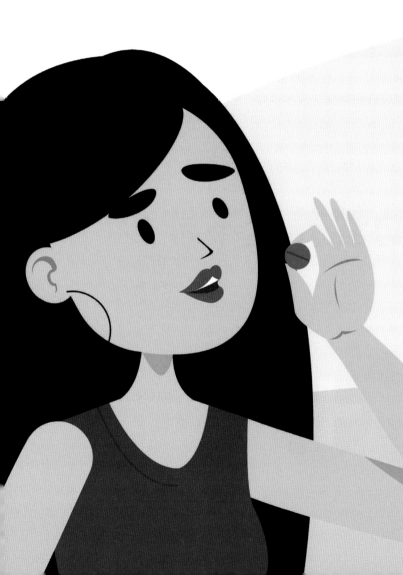

# 左旋肉碱

2007年中华医学会制定的《男性不育诊治指南》已明确了左旋肉碱在治疗男性不育中的重要价值。左旋肉碱作为一种有效的抗氧化剂，可清除ROS并阻止其产生，保护精子免受氧化损伤。这种抗氧化作用同样与女性生殖功能有关，左旋肉碱可清除卵细胞内积聚的过氧化物，防止卵细胞氧化损伤。随着年龄的增长，高龄妇女对左旋肉碱的需求也随之增加。

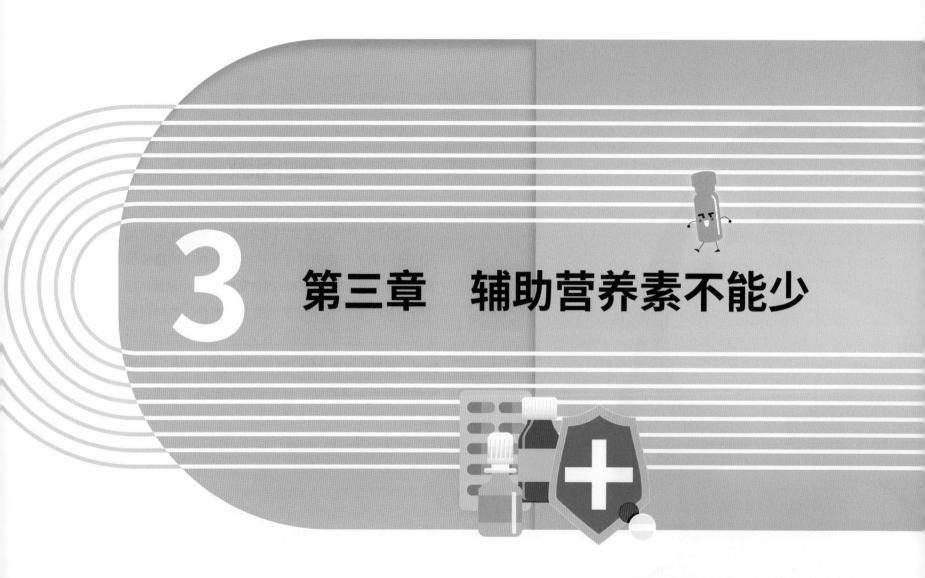

3

# 第三章　辅助营养素不能少

## 番茄红素

番茄红素又被称为ψ–胡萝卜素，是一种具有较强降低ROS活性能力的天然类胡萝卜素，**可防止氧化应激引起的精子数量减少和形态改变**，从而保护雄性生殖细胞的功能。血浆、精浆中番茄红素浓度过低可以影响精子活力，这是导致男性不育的原因之一。

## 氨基酸

蛋白质是维持生命不可缺少的物质。氨基酸是蛋白质的组成成分，在人体营养和生理作用中占有重要地位，机体对蛋白质的需求实际上就是对氨基酸的需求。动物试验结果表明，食物中适当添加氨基酸，可提高雄性实验动物的精液质量。翁治委等人的临床研究显示，氨基酸在精子生成和发育方面发挥重要作用。女性卵泡发育需要氨基酸的参与。大量研究证明，氨基酸参与正常卵泡发育的过程，通过氨基酸转运、合成及代谢调控卵泡的激活、成熟及维系卵泡的正常功能，而氨基酸代谢紊乱可导致卵巢功能衰退。

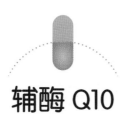

# 辅酶 Q10

## 🌿 什么是辅酶 Q10

泛醌（ubiquinone，UQ）又称辅酶Q（coenzyme Q），属脂溶性醌类化合物。哺乳动物组织中最多见的泛醌由10个异戊二烯单位组成，因此又称辅酶Q10。

## 🌿 辅酶 Q10 的作用

目前，辅酶Q10主要应用于心血管疾病的治疗与预防。除此之外，辅酶Q10还有以下作用。

### ▌促进卵子生长

辅酶 Q10 广泛存在于细胞线粒体膜上，是一种高效的抗氧化剂，能阻止卵泡细胞的脂质及蛋白质的过氧化，清除卵泡组织中的氧化自由基，从而保护卵泡组织，促进卵子生长，增强卵巢的抗氧化保护作用，改善卵巢储备，提高卵巢反应性。

### ▌改善多囊卵巢综合征

在辅酶Q10稳定细胞膜及促进代谢的前提下，配合维生素E提升脂蛋白酶活性的作用，辅酶Q10可有效改善多囊卵巢综合征。辅酶Q10还有助于纠正脂代谢异常，有助于改善多囊卵巢综合征患者的胰岛素抵抗及高雄激素血症。

### ▌改善接受体外受精 – 胚胎移植术（IVF – ET）治疗患者的妊娠结局

IVF-ET手术的成功率与患者备孕期获得的胚胎数量及质量密切相关。备孕期的患者同样需要给予相应的药物干预进行助孕，这对于获得优质胚胎和提高妊娠成功率有重要作用。辅酶Q10联合生长激素用于患者备孕期营养补充效果良好，能改善性激素水平，提升卵泡质量，改善IVF－ET的结局，提高妊娠成功率，安全性好。

### 🔘 对男性的影响

辅酶Q10作为机体内一种重要的脂溶性抗氧化剂，能够显著增强精浆的总抗氧化能力。精浆的总抗氧化能力与精子的运动性呈正相关。因此，辅酶Q10可提高精子的运动能力。作为抗氧化药物，辅酶Q10能够进 步改善精了的质量，提高受孕成功率。

### 🐾 辅酶 Q10 的使用方法

辅酶Q10需要在医生的指导下使用。国家食品药品监督管理总局规定辅酶Q10可以作为保健品服用且剂量为50毫克/天，但在使用时须结合自身情况而定。

谨慎使用人群：儿童、妊娠及哺乳期妇女、口服降血糖药物的患者、肾损伤患者、胆道梗阻患者。

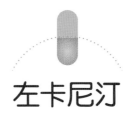

# 左卡尼汀

作为另一种有效的抗氧化物质，左卡尼汀可以抵抗氧化应激反应，抑制氧自由基的产生，能有效保护精子细胞免遭氧化的破坏。左卡尼汀不仅能够使精子获能，提高精子活动力，还能改善精子DNA的完整性。左卡尼汀口服液联合辅酶Q10使用，既能提高精子的能量，又能加强抗氧化作用改善精子质量，修复精子损伤，同时有利于提高IVF治疗的受精率和优质胚胎率。

备孕是需要夫妻双方共同合作的事。夫妻二人应规律生活，合理膳食并在医生或药师的指导下，依据个体特性，合理选择维生素、矿物质、辅助营养素，科学备孕。

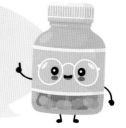

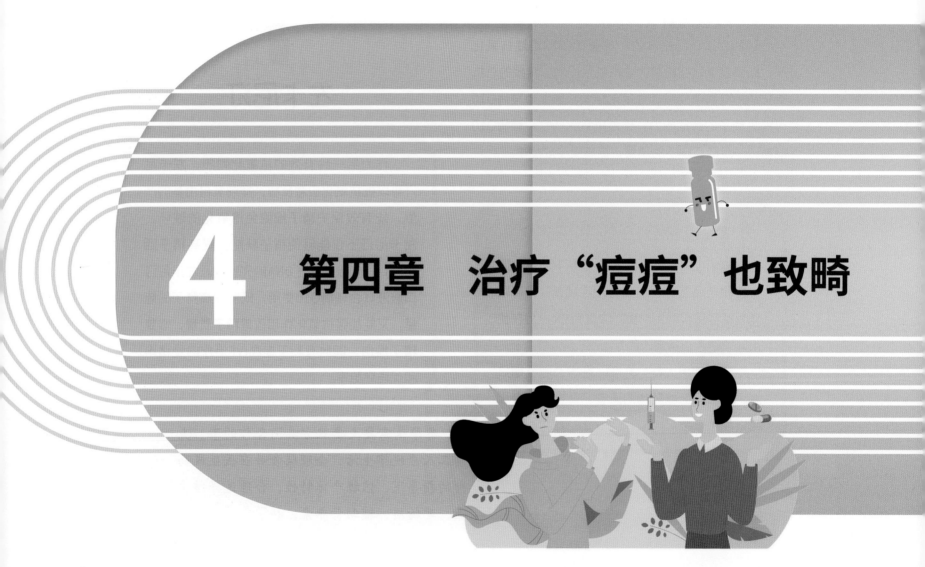

4 第四章 治疗"痘痘"也致畸

现代社会，人们对于美丽外貌的追求热度不断提升。青春痘（痤疮）成为众多育龄期女性的"眼中钉"。治疗青春痘的常见药物是异维A酸。然而，异维A酸是目前已经明确的，具有致畸性的药物，可导致重度先天畸形，甚至自然流产。妊娠早期，孕妇服用异维A酸可致胚胎病（如胎儿颅面部、心脏、胸腺、中枢神经系统畸形）。**无论男性和女性，都应在服用异维A酸期间采取严格有效的避孕措施，并在停药后3个月内避免怀孕。**

**妊娠期女性禁止使用异维A酸。异维A酸避免与四环素同时使用。用药期间如果补充维生素A会加重异维A酸的副作用。用药期间禁止饮酒、禁止献血。**

除了异维A酸，还有很多药物也具有致畸性。研究表明，人类出生缺陷有2%～3%是由药物引起的，同一种药物在妊娠不同时期致畸作用有所不同。为防止胎儿出现畸形，应在孕前3个月避免使用具有致畸性的药物。若出现必须用药的情况，应多加考虑并选择安全性较高的老药，对于新药则应尤其慎重。

## 常见致畸药物

| 药物种类 | 药物名称 | 致畸作用 |
|---|---|---|
| 抗癌药 | 甲氨蝶呤、环磷酰胺、马利兰、白消安、阿糖胞苷、柔红霉素、6-巯基嘌呤等 | 颅骨、面部畸形；唇腭裂；指（趾）畸形、脑积水、外耳缺损、肾发育不全 |
| 激素 | 雌激素、孕激素、睾丸酮及其衍生物、肾上腺皮质激素 | 女胎男性化、死胎、流产、唇腭裂、无脑儿、独眼、骨畸形 |
| 镇静催眠药 | 苯巴比妥、戊巴比妥、安定、利眠宁 | 神经发育缺陷 |
| 抗精神病药 | 氟哌啶醇、氯丙嗪 | 致畸性、卷曲指、宫内生长延缓、胃肠功能不全、脑发育不全、无脑、脑积水；长期应用可致胎儿锥体外系发育不全、婴儿视网膜病变 |
| 抗癫痫药 | 苯妥英钠、丙戊酸钠 | 神经管缺损、畸形耳、眼距宽 |
| 抗疟药 | 乙胺嘧啶、氯喹、奎宁 | 耳聋、脑积水、四肢缺陷、死胎、早产、流产、听神经缺损、心脏畸形、生殖泌尿道畸形 |
| 解热镇痛抗炎药 | 阿司匹林、吲哚美辛 | 心脏血管畸形、肾缺损、尿道下裂、唇裂、腭裂、神经系统损伤 |
| 抗微生物药 | 利福平、四环素、氯霉素 | 死胎、无脑儿、脑积水及肢体、耳道、泌尿道畸形、牙齿黄染、牙釉质发育不全、骨生长障碍等 |

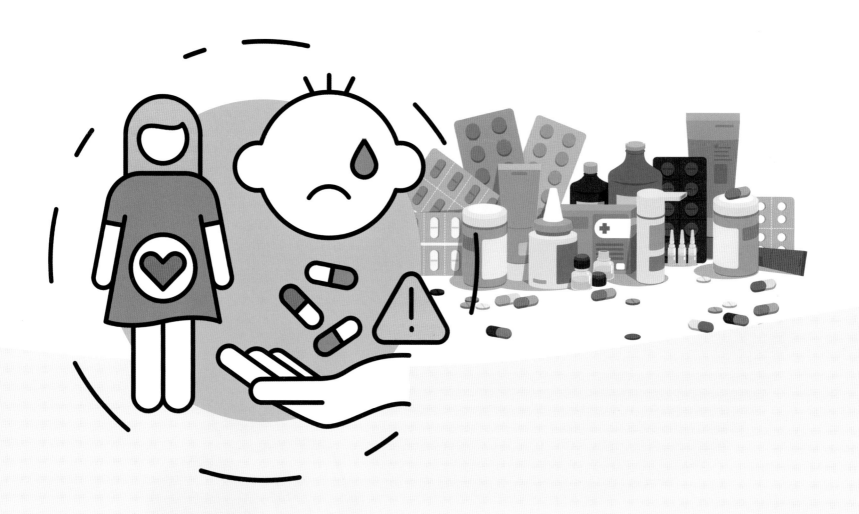

# 5

# 第五章　中药的安全性

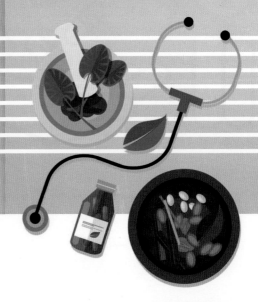

中药被广泛应用于保健、增强营养、治疗疾病。但有部分药物，较难评估和明确其中的药物疗效，主要原因包括以下几个方面。

第一，在中药的使用过程中，单一用药的情况很少，多种药物混合使用居多。目前针对单一药物的临床试验研究数据较少，多数凭医生的经验用药。历史中以师徒传承的方式进行教学，现代医学对于草药的安全性还在研究中。

第二，针对妊娠期的草药使用，临床上没有足够数量的孕妇参与临床研究，对妊娠期女性使用草药的剂量、疗程、安全性研究甚少。现代医学以循证医学作为诊疗基础，妊娠期使用草药的安全性很难找到参考资料。

第三，无论何种药物，在进入人体后都要经过吸收、分布、代谢和排泄的过程。在人体内，有些药物的疗效与副作用往往是相伴的。草药常以多种药物混合使用，这就使得区分各味药物的疗效和副作用更加复杂。

第四，任何药物都具有潜在的副作用。无论是一般人群还是妊娠期、哺乳期妇女，以及老人、小孩等特殊人群，草药带来的疗效和风险都难以评估，特殊人群更应谨慎使用。

**专家连线**

草药自身存在多种质量问题，包括种植或加工过程中对药物本身造成的污染。现已明确**重金属污染、农药或化学肥料残留对孕妇和胎儿有严重影响。**

草药制剂剂型包括茶、胶囊、干燥提取物、酊剂等。在这些剂型中，**妊娠期、哺乳期女性避免使用酊剂，因为酊剂的药物浓度高，并且含有乙醇。**

**《中华人民共和国药典》（2020 年版）中收录的孕妇禁用和慎用药材的中医临床功效分类**

| 功能主治 | 禁用药材 | 慎用药材 |
|---|---|---|
| 辛温解表 | | 桂枝 |
| 温经止痛 | | 肉桂 |
| 活血化瘀 | 土鳖虫、黑种草子和干漆 | 川牛膝、益母草、牡丹皮、王不留行、片姜黄、西红花、红花、苏木、虎杖、桃仁、凌霄花、急性子、卷柏、牛膝 |
| 破血消癥 | 三棱、水蛭、莪术、斑蝥和阿魏 | |
| 清热解毒 | | 牛黄、天花粉、芦荟、漏芦和禹州漏芦 |
| 祛风止痛 | 闹羊花、丁公藤、川乌、草乌、全蝎、蜈蚣、马兜铃、罂粟壳、洋金花、巴豆、天山雪莲、大皂角、天仙藤和天仙子 | 制草乌、制天南星、附子、金铁锁、红大戟、飞扬草、黄蜀葵花、天南星、白附子、草乌叶和制川乌 |
| 芳香开窍 | 麝香 | 冰片、蟾酥 |
| 祛痰开窍 | 猪牙皂 | |
| 润下 | | 郁李仁 |
| 攻下 | | 芒硝、玄明粉、大黄和番泻叶 |

续表

| 功能主治 | 禁用药材 | 慎用药材 |
|---|---|---|
| 峻下逐水 | 甘遂、京大戟、芫花、牵牛子、商陆、巴豆霜、千金子和千金子霜 | |
| 破气行滞 | | 枳壳、枳实 |
| 利水渗湿 | | 通草、瞿麦和薏苡仁 |
| 重镇降逆 | 朱砂 | 赭石 |
| 温肺祛痰 | | 华山参 |
| 截疟 | | 常山 |
| 涩肠收敛 | | 禹余粮 |
| 驱虫 | | 苦楝皮 |
| 外用药 | 马钱子、马钱子粉、雄黄、轻粉、红粉和两头尖 | 冰片、艾片、硫黄、绿矾和木鳖子 |

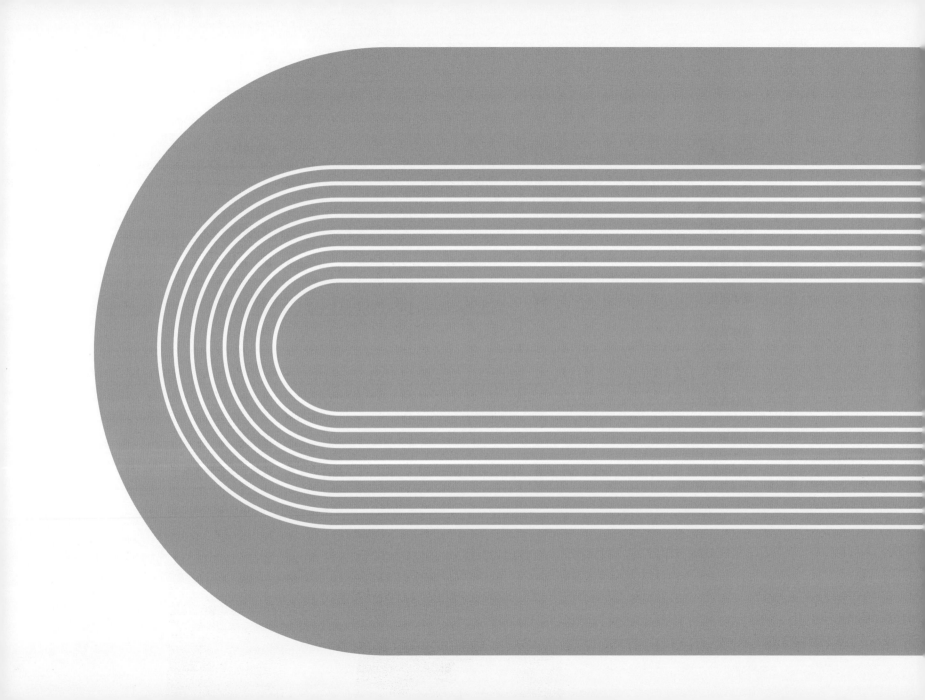

# 第二篇

# 孕期 "药" 谨 慎

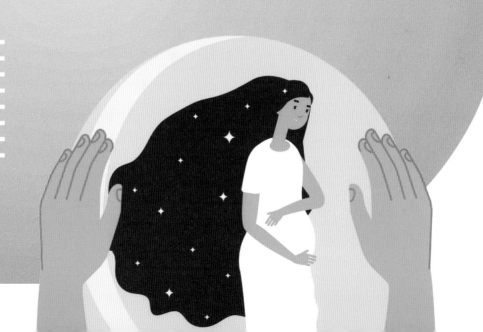

人的孕期为280天（40周）。在这280天的旅途中，作为孕妈妈的你，难免会遇到身体不适或是生病的情况，此时是该吃药还是硬挺呢？

　　其实，孕期生病了并不是什么药都不能吃，也不是吃了药就一定会对胎儿造成影响。问题的关键在于，要结合胎儿所处的发育阶段和这一阶段的发育特点来考虑使用药物的利与弊。孕妇在不知道自己怀孕的情况下服用了药物，难免会担心药物对胎儿造成不良影响。这时，应当保持冷静，尽快就医，而不要盲目做出决定。

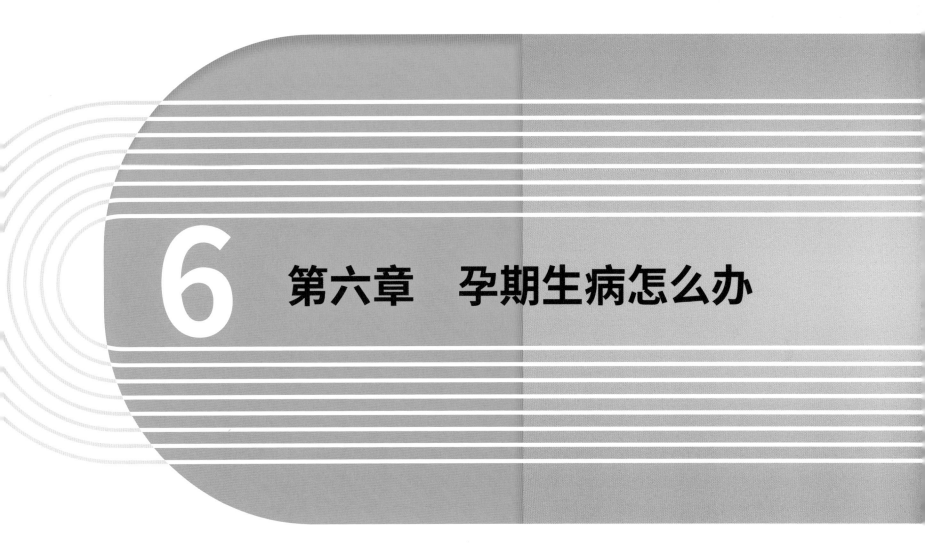

**6** 第六章　孕期生病怎么办

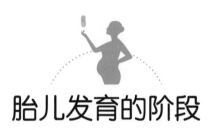

# 胎儿发育的阶段

其实，在导致胎儿畸形的众多因素当中，药物只占一小部分因素，遗传因素、环境因素、感染因素、母体因素等都可能导致胎儿畸形的发生。我们先来了解一下不同阶段胎儿发育的特点。

**妊娠早期**

孕1～12周（孕1～3个月），这一阶段是胎儿成型期。

**妊娠中期**

孕13～27周（孕4～6个月），这一阶段是胎儿成长期，处于相对稳定期。

**妊娠晚期**

孕28～40周（孕7～10个月），这一阶段是胎儿快速发育期。

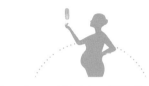

# 妊娠早期很关键

妊娠早期也就是胎儿成型期，这一阶段是妊娠过程中的"危险期"。胎儿大多数器官在这一阶段发育形成，如果用药不合理就有较高的致畸风险，容易造成出生缺陷。

**受精后2周（停经4周内）**，药物对胎儿的影响是"全"或"无"。也就是说，在这一阶段服用药物，要么导致胚胎严重受损而死亡，要么影响甚微，甚至没有影响，胚胎继续正常发育。

**受精后3～8周（停经5～10周）**，是胎儿主要器官分化的敏感期，此时药物对胎儿有高度的致畸性，如果用药不当可造成胎儿畸形。

**受精后9周（停经11周后）**，胎儿发育基本完善，这一阶段用药影响不大，但不合理用药依然会致使胎儿某些功能异常。

总而言之，**怀孕最初的3个月是胎儿发育的敏感期，容易受到药物的影响，这个时期应尽量减少或避免用药**。如果此时生病了，孕妇应及时就医，并将怀孕的情况告知医生，请医生结合病情选择用药。

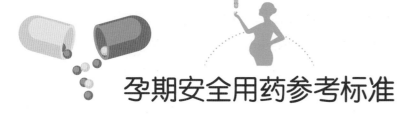

# 孕期安全用药参考标准

美国食品药品监督管理局（FDA）根据药物对妊娠造成的影响，将药物分为A、B、C、D、X五类。其中，A类和B类药物在孕期使用相对安全。C类药物有潜在致畸风险，考虑用药效果利大于弊时才能使用。D类药物在孕妇有生命危险或罹患严重疾病的情况下使用。X类在孕期是绝对禁止使用的。

**A 类**

在妊娠期女性的对照研究中没有发现此类药物对胎儿有危害的证据，或者药物对胎儿的影响甚微。常见A类药物有维生素C、维生素D、维生素E等，但服用时要注意剂量。

**B 类**

在动物繁殖性研究中未发现此类药物有副作用，或虽发现此类药物有副作用，但此类药物的副作用没有在妊娠期女性的对照研究中得到证实。常见B类药物有青霉素类、头孢类等。

**C 类**

此类药物，如庆大霉素，只有在权衡对妊娠的影响利大于弊后方可使用。

**D 类**

孕妇处在危及生命或严重疾病的情况下，并且其他较安全的药物不能使用或使用无效时方可使用此类药物。

**X 类**

此类药物禁用于妊娠或者即将妊娠的妇女。

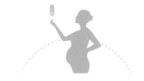

# 孕期生病了这么办

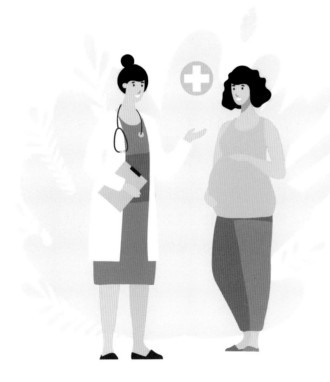

孕期虽然避免使用药物，但是如果孕妇生病应当及时就医并遵医嘱服用药物。有些疾病如果不及时治疗将会对母体和胎儿造成不可估量的损伤。

孕妇对任何药物的服用都应谨慎，在药物的使用前或是停用前都应咨询医生或药师。虽然保健品不属于药品，但孕妇在使用前也应向医师或药师进行咨询。

在药物的选择上，医生会尽量选择临床使用时间长的药物。因为市场上98%的药物，特别是新药，在妊娠期的临床使用数据较少，安全性得不到保障，故医生会尽量避免使用。

在用药的品种和数量上，医生会对症治疗，尽量使用单一药物，避免多种药物联用。因为多药联用药理作用复杂，如果出现不良反应难以区分是哪一种药物引起的。

意外怀孕又在不知情的情况下服用了药物的孕妇可以咨询医生，请医生帮助判断服用的药物是否会影响胎儿健康，医生会根据具体情况给出建议。

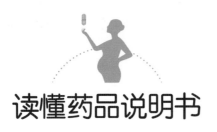

# 读懂药品说明书

药品说明书的信息来源于药物投入临床使用前的动物实验数据分析和临床试验数据分析。由于基于医学伦理学考虑，以及妊娠人群的特殊性，许多药品是否适合孕妇使用并不明确。

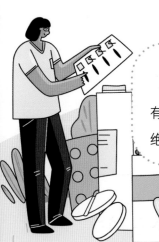

### "孕妇禁用"

是指该药品在动物实验中有明确致后代畸形的作用，是绝对禁止使用的。

### "孕妇慎用"

是指尚没有直接证据证实该药品会导致胎儿畸形，需酌情使用。

### "不详"

是指该药品尚未有孕期动物实验数据或孕期临床试验数据，最好不使用。

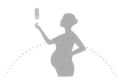

# 吃了避孕药却还是怀孕了

小婷在服用避孕药后发现自己还是怀孕了。她怀疑自己吃的避孕药是假药，还特别担心腹中孩子的健康。小婷翻看说明书，发现说明书上明明白白地写着"已知或可疑妊娠者禁用"。这可如何是好呀？

别急！我们这就从科学的角度了解一下药店就能买到的非处方药——左炔诺孕酮（毓婷）。

### 左炔诺孕酮的作用机制

左炔诺孕酮通过两个方面发挥避孕的作用：一方面它可抑制促黄体生成素（LH）分泌，进而抑制排卵；另一方面它可增加宫颈黏液黏稠度，使精子难于穿透，不能和卵子相遇。

### 吃了左炔诺孕酮为什么还是会怀孕

如果刚好在促黄体素分泌最高峰，即已经排卵或是快要排卵时才服用左炔诺孕酮，是难以达到避孕的效果的。因为此时药物已经难以阻挡卵子和精子的相遇了，所以即便服用了毓婷也还是会怀孕的。

所以紧急避孕药作为事后补救用，要尽可能在最短的时间内服用。如服药后2小时内呕吐，应马上补服1片。

### 吃了左炔诺孕酮却还是怀孕了，我的宝宝会受影响吗

左炔诺孕酮导致流产和胎儿畸形的风险极低。因此，即使服用毓婷后怀孕了，孕妇也不必太过担忧，做好后期的产检就好。

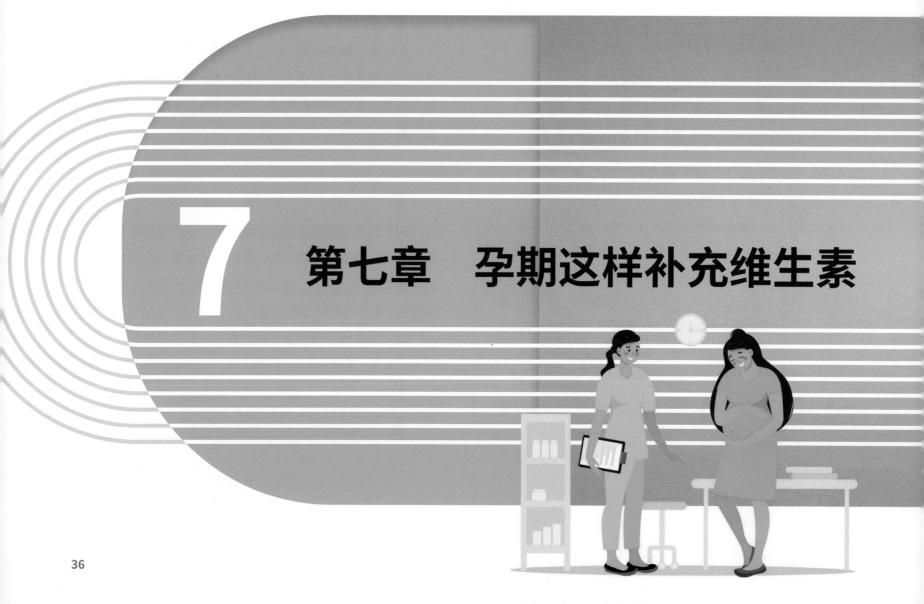

# 7

# 第七章　孕期这样补充维生素

# 不要过量补充叶酸

叶酸是B族维生素的一种。很多人都知道叶酸有助于预防胎儿神经管缺陷，还能降低心脏缺陷、唇腭裂等先天性畸形发生的风险。建议备孕期女性和妊娠早期女性服用含有叶酸成分的复合维生素。

然而，需要特别注意的是，长期过量摄入叶酸，其吸收和代谢达到饱和而在体内蓄积，则可能增加子代发生肥胖、2型糖尿病、过敏性疾病、自闭症、癫痫，甚至肿瘤疾病的风险。

目前，有关叶酸摄入的合理时间和剂量，以及过量补充引起不良妊娠的机制等仍有待进一步研究。对于特殊人群，可通过代谢基因检查和血药浓度监测等手段实现叶酸补充的精准化。

**孕妇应多食用富含叶酸的食物，如新鲜绿叶蔬菜和水果，遵医嘱补充叶酸或含叶酸成分的复合维生素。**

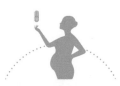

# 维生素 A 与维生素 E

维生素
A

虽然过度缺乏维生素A会导致眼部疾病，但是每天摄入维生素A剂量＞10000单位时，便会对胎儿产生致畸风险。非妊娠期的女性每天摄入维生素A的剂量在2640单位，而妊娠期女性维生素A的每天摄入量增加至3300单位即可。

维生素A属于脂溶性维生素，缺乏或是摄入不足，会影响视力。在妊娠期，维生素A参与细胞的分裂、胎儿骨骼肌和器官的生长发育，发挥保护孕妇视力以及促进胎儿视力发育的作用。当维生素A缺乏达到中等程度时，妊娠期女性发生夜盲症的风险便会增加，特别是在胎儿迅速生长的妊娠晚期，胎儿从母体中获取自身生长发育所需的维生素A，从而容易导致母体维生素A的缺乏，进一步提升孕妇患病的风险。

## 什么情况需要补充维生素 A？

肠吸收不良或者饮食中缺乏含有维生素 A 的食物的人群需要补充维生素 A。

**如果饮食合理均衡，可不用额外补充维生素 A。确实需要补充维生素 A 的孕妇每日摄取剂量不要超过 5000 国际单位。不能食用动物肝脏的孕妇，通过多吃富含 β– 胡萝卜素的蔬菜也可以安全有效地获得维生素 A。**

维生素
E

在妊娠早期，通过药物补充维生素E的有效性和安全性尚不明确。孕期维生素E的需要量为10～20国际单位，通过日常饮食就可以满足。

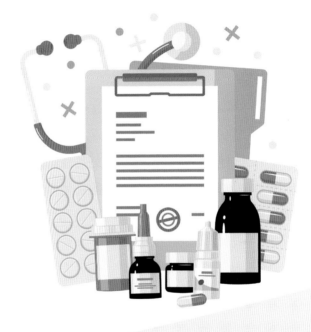

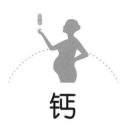

# 钙

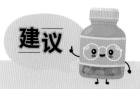

建议

补充钙元素可以选择柠檬酸钙、天冬氨酸钙、葡萄糖酸钙。孕妇每天口服 500mg 钙，相当于喝牛奶 1L。牛奶中不仅含钙还含有维生素 D。

胎儿钙的补充依赖于母体内钙的储存。母体的钙通过胎盘转运给胎儿。在妊娠晚期，胎儿骨骼的发育约需要30g的钙，胎儿体内低浓度的甲状旁腺素和高浓度的钙可使胎儿发育增强。

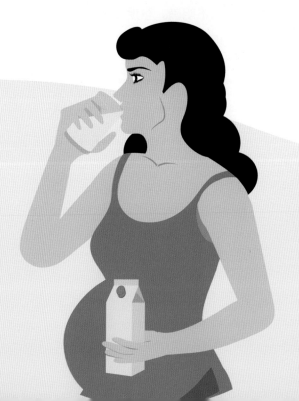

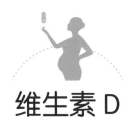

# 维生素 D

缺乏维生素D会影响骨骼的生长发育，可导致幼儿佝偻病和成人软骨病。

如果夫妻一方或双方患有哮喘，在每天摄入维生素D 600国际单位的基础上，孕妇还需要每天大剂量摄入维生素$D_3$（2000~4000国际单位）。测定血清25-羟维生素D水平是明确维生素D补充剂量的好方法。

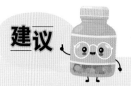

**建议**

正常人群只要膳食均衡，无须药物补充维生素D。正常的孕妇禁止超高剂量使用维生素D。高剂量维生素D可导致母亲与新生儿高钙血症。患有需要维生素D治疗的疾病，如遗传性染色体主导的维生素D拮抗型佝偻病，母亲与新生儿需要配合医生进行诊疗。一些专家建议，在均衡膳食的基础上，对于缺乏户外活动、接受日照时间有限的孕妇，还应每天补充维生素D 400 国际单位。

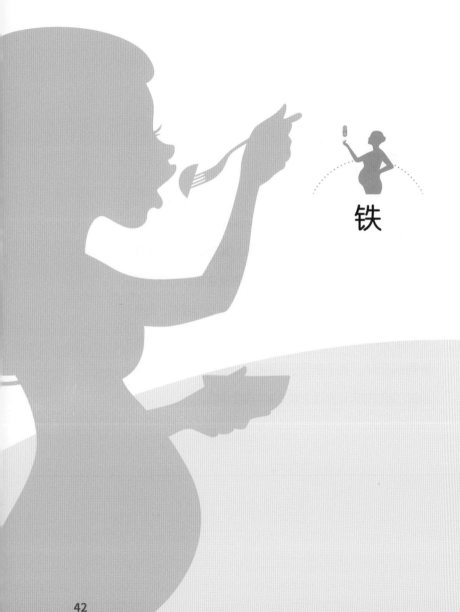

铁

铁是妊娠期女性不可缺少的微量元素之一，胎儿、胎盘的发育均离不开铁，母体红细胞的增加同样也离不开铁。如果孕妇缺铁，早产和分娩低体重儿的风险升高。

**建议**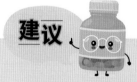

在妊娠期，从膳食中摄取铁尤为安全，禽类肉、鱼肉、畜类肉均含有高利用度的血红铁。预防缺铁性贫血，专家推荐妊娠期每天铁摄入量为30mg左右。因为维生素 C 能促进铁的吸收，在补充铁时，可以多吃富含维生素 C 的食物，但应避免过多食用乳制品、茶、咖啡、可可，因为这些食物会抑制铁的吸收。

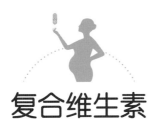

# 复合维生素

每片复合维生素中含有铁 15～30mg，叶酸0.4～0.8mg，可以满足多数孕妇每日维生素和矿物质的需求。

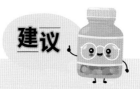

**建议**

在选择复合维生素前，应仔细阅读药品说明书，查看药品成分表，避免重复服用药物而导致不良后果。

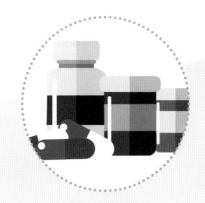

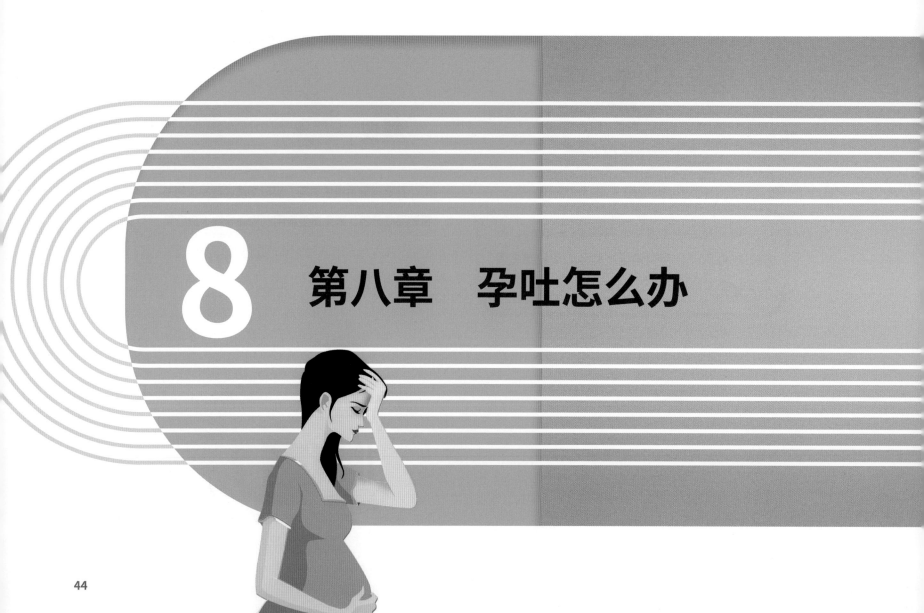

# 8 第八章　孕吐怎么办

在孕早期，50%～80%的孕妇会经历恶心和呕吐，症状会持续1周或到孕早期结束。一般孕吐无须使用药物，进行心理和饮食干预就可以了，比如少食多餐，早餐吃咸味的食物，利用酸味的食物改善食欲，尽量避免前往人多嘈杂的环境，回避有刺激性气味的环境，保持愉快的心情，每天适量运动等。

严重的恶心呕吐会引起体重减轻、脱水、代谢性损伤。因此，孕吐比较严重的孕妇应首先到医院做检查，排除疾病因素，在医生的指导下使用药物，如使用抗组胺药或者维生素B$_6$等进行干预。严重呕吐有脱水情况的孕妇需要静脉补液，纠正脱水及电解质紊乱，预防甲状腺功能亢进（甲亢）和Wernicke脑病。

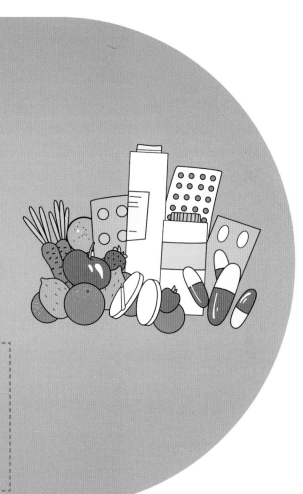

维生素B$_6$作为妊娠期的一线安全用药，在肾功能正常的情况下几乎不产生不良反应。但需要注意的是，长期的过量用药可能引起胎儿神经损害。孕妇大量服用维生素B$_6$可致新生儿维生素B$_6$依赖综合征或导致畸胎，持续用药3周后应停药。

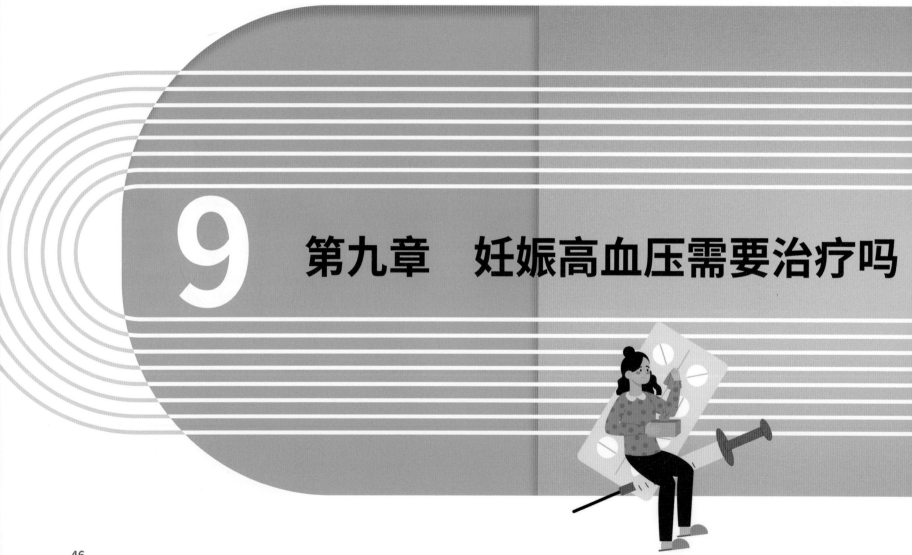

# 9

# 第九章　妊娠高血压需要治疗吗

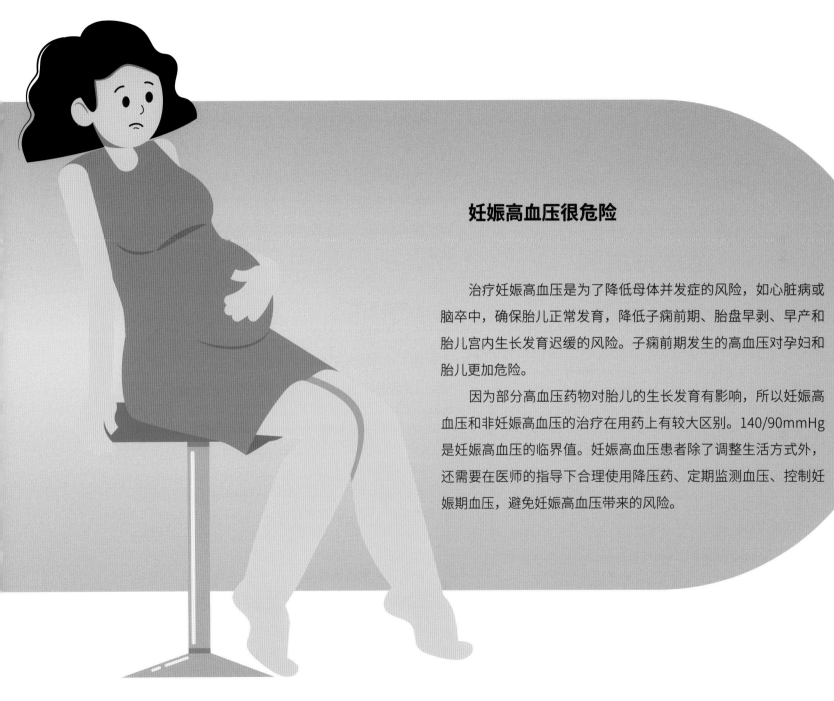

## 妊娠高血压很危险

　　治疗妊娠高血压是为了降低母体并发症的风险，如心脏病或脑卒中，确保胎儿正常发育，降低子痫前期、胎盘早剥、早产和胎儿宫内生长发育迟缓的风险。子痫前期发生的高血压对孕妇和胎儿更加危险。

　　因为部分高血压药物对胎儿的生长发育有影响，所以妊娠高血压和非妊娠高血压的治疗在用药上有较大区别。140/90mmHg是妊娠高血压的临界值。妊娠高血压患者除了调整生活方式外，还需要在医师的指导下合理使用降压药、定期监测血压、控制妊娠期血压，避免妊娠高血压带来的风险。

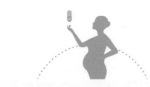

# 妊娠高血压药物
# 选择有讲究

在妊娠高血压药物的选择上，2020年《ISH国际高血压实践指南》（*ISH Global Hypertension Practice Guidelines*）指出，对于轻度高血压，首选甲基多巴、β受体阻滞剂（拉贝洛尔）和二氢吡啶类钙拮抗剂 [硝苯地平（非胶囊）、尼卡地平]。

### 硝苯地平

该药属于钙通道阻滞剂，用于治疗高血压，也可用于治疗冠心病，还可用于保胎，是妊娠期首选降压药。因其能被快速吸收而多用于紧急治疗。口服速释硝苯地平也被推荐用于治疗急性发作的严重高血压，如子痫前期或子痫患者，其次可选氨氯地平和地尔硫卓。

### α–甲基多巴

它是作用于中枢的抗高血压药，可穿过胎盘。α–甲基多巴可降低子宫动脉的血管阻力，但对脐动脉或胎儿大脑中动脉没有影响，是妊娠期可以选择的降压药。

### β受体阻滞剂

美托洛尔和拉贝洛尔属于妊娠期降压的选择用药。因阿替洛尔的不良反应较多，所以避免使用。

### 血管紧张素系统阻滞剂

这类药物包括血管紧张素转化酶抑制剂（××普

利）、血管紧张素受体拮抗剂（××沙坦）、直接肾素抑制剂。因此类药物不良反应较多，在妊娠中晚期禁止使用。

### 硫酸镁

硫酸镁是用于治疗子痫前期反射亢进的基本药物，通过抑制中枢神经活动，阻断神经和肌肉之间的传导，降低反射亢进。为了维持产前、围生期、产后稳定，硫酸镁常被用于短期治疗，通常在分娩发动时、引产开始时或剖宫产前使用，但要注意不要和硝苯地平组合使用。

### 阿司匹林

唯一被证实可降低子痫前期风险的药物是阿司匹林（低剂量），最好在妊娠16周之前开始使用并持续到分娩。如果没在这一阶段使用，在出现症状前使用也是有效的。

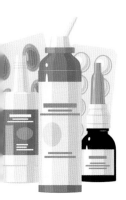

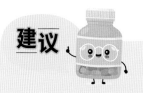

**建议**

对于轻度高血压的孕妇，如生活方式干预可有效控制血压，也可不用药物治疗。而对于重度高血压的孕妇（收缩压 140 ~ 150mmHg、舒张压 90 ~ 100mmHg），治疗方法与子痫前期相似。当重度高血压孕妇的收缩压 > 160mmHg 和 / 或舒张压 > 110mmHg 时须紧急住院治疗。一般采用静脉注射拉贝洛尔、口服甲基多巴或二氢吡啶类钙拮抗剂 [ 硝苯地平（非胶囊）、尼卡地平 ] 进行治疗。

急性肺水肿患者可静脉注射硝酸甘油。因存在胎儿氰化物中毒的危险，应避免使用硝普钠。

妊娠高血压合并糖尿病患者，在选用药物治疗时，应避免 β 受体阻滞剂、利尿剂的组合使用。

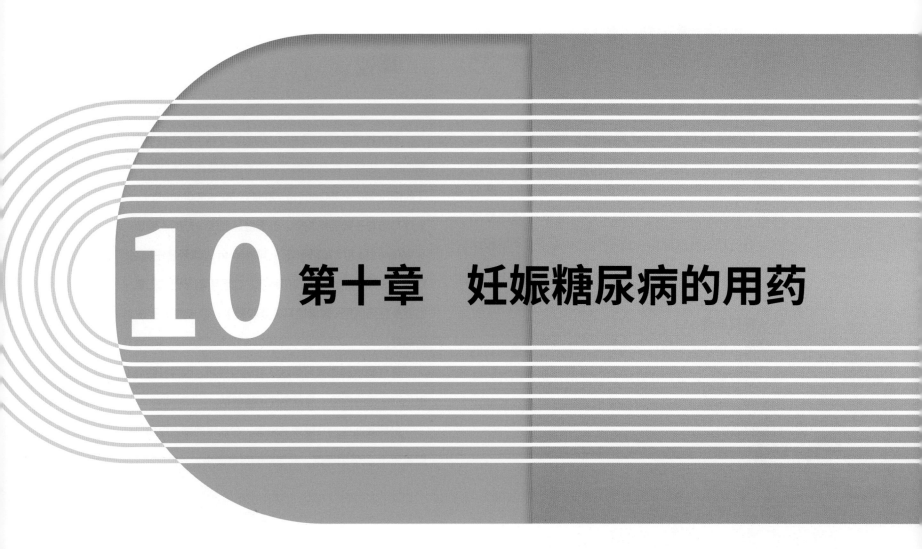

# 10 第十章　妊娠糖尿病的用药

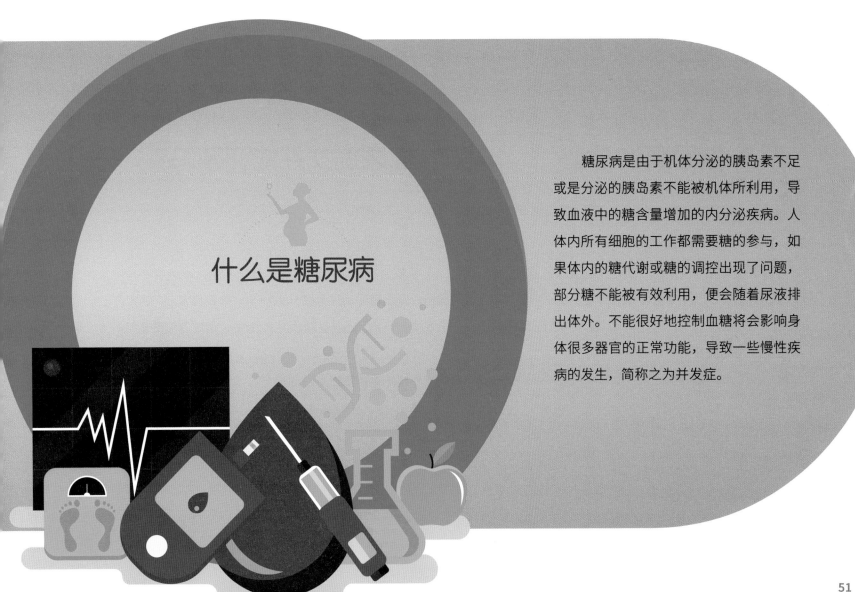

# 什么是糖尿病

糖尿病是由于机体分泌的胰岛素不足或是分泌的胰岛素不能被机体所利用，导致血液中的糖含量增加的内分泌疾病。人体内所有细胞的工作都需要糖的参与，如果体内的糖代谢或糖的调控出现了问题，部分糖不能被有效利用，便会随着尿液排出体外。不能很好地控制血糖将会影响身体很多器官的正常功能，导致一些慢性疾病的发生，简称之为并发症。

# 糖尿病的分型

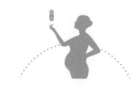

# 糖尿病女性能怀孕吗

糖尿病主要分为两种类型。1型糖尿病是由于胰岛素分泌不足所致；2型糖尿病和妊娠糖尿病是以胰岛素分泌紊乱为特征。不论是1型糖尿病还是2型糖尿病都可能导致男性不育、女性不孕。

妊娠合并糖尿病又包括妊娠糖尿病和孕前糖尿病两种。

某些治疗糖尿病的药物对孕妇和胎儿而言并不安全，所以糖尿病患者在计划怀孕时需要找专业的医生咨询，将自己备孕的情况告知医生，请医生调整药物，并遵医嘱服用药物。除此之外，还应注意控制血糖水平和体重，做好孕前准备。

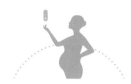

# 糖尿病对怀孕有什么影响

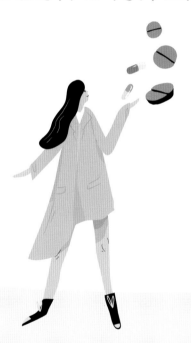

我是"糖妈"，我的孩子会被我影响吗？

糖尿病会造成多种胎儿畸形，如心脏缺陷、神经血管和大脑异常、骨骼异常、食管膨出、尿道畸形、胆管闭锁伴脾异常。糖尿病还可导致流产、胎儿体重过大（体重＞4000g），新生儿低血糖等。

妊娠糖尿病还会增加母亲在孕期出现子痫前期的风险，甚至危及生命。

如果孕期血糖水平控制得好，孩子健康的概率较大，但孩子出生后仍需要配合医生做好观察和护理，比如关注新生儿低血糖或呼吸问题。虽然大多数情况下，这些问题会在出生后1～2日内自行消退，但也不可忽视。

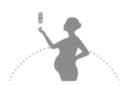

# 如何知道自己有没有患
# 妊娠糖尿病

孕妇都要接受妊娠糖尿病的筛查，相关检查有抽血测血糖、测糖化血红蛋白和口服葡萄糖做糖耐量检查。其中，血生化是孕早期建档的时候必查的项目，如果这个时候发现血糖异常，医生会安排做进一步的筛查。确诊有糖耐量问题的孕妇需要尽早采取措施。

大多数女性应在怀孕6～7个月时（怀孕24～28周时）做糖耐量的检查（OGTT）。接受糖耐量检查当天，孕妇需要空腹到医院，口服葡萄糖水，然后分别测1小时、2小时后的血糖。如果发现异常，需要做进一步的检查，确诊后需要采取干预措施。有的孕妇可以通过饮食控制血糖，有的孕妇需要用药物或注射胰岛素的方式控制血糖。

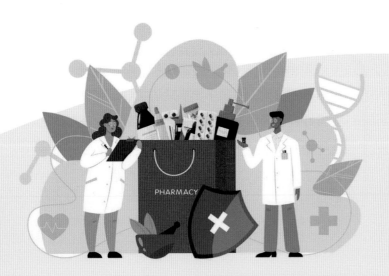

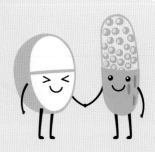

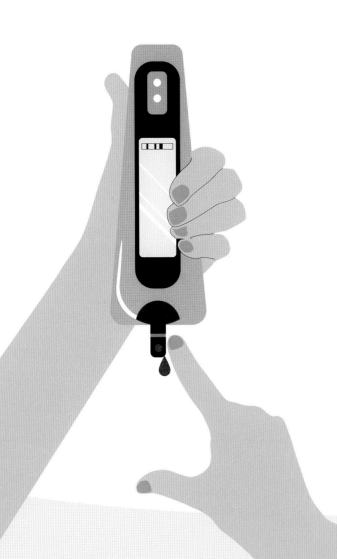

# 我之前没有糖尿病，为什么怀孕后就得了糖尿病

妊娠糖尿病（gestational diabetes mellitus，GDM）是由于妊娠后母体糖代谢异常而发生的糖尿病，是妊娠期常见的合并症之一。孕期身体对胰岛素的需求增加，血液中的糖需要胰岛素才能进入细胞，如果胰岛素分泌不足，糖就会在血液里蓄积，进而导致糖尿病。

**妊娠糖尿病的发病机制尚不明确，但如下因素会增加患病风险：孕妇年龄在35岁以上、肥胖、有糖尿病家族史、患多囊卵巢综合征等。**

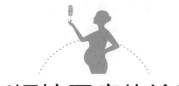

# 妊娠糖尿病的诊断

根据诊断时的孕龄，妊娠糖尿病分为妊娠显性糖尿病和妊娠糖尿病。首次产检（妊娠早期）时诊断的糖尿病属于显性糖尿病，孕24～28周时诊断的糖尿病符合GDM。

### 🍎 妊娠糖尿病（GDM）

GDM是指妊娠期间发生的不同程度的糖代谢异常，GDM患者的血糖水平未达到显性糖尿病的水平，GDM占孕期糖尿病的80%~90%。根据2008年高血糖与不良妊娠结局的研究，以围生期不良结局增加75%的界值作为切点，国际妊娠合并糖尿病共识小组确定了新的GDM诊断切点，并于全球普遍应用。孕期任何时间行75gOGTT，结果满足以下三项中任何一项即可诊断GDM：①5.1mmol/L＜空腹血糖＜7.0mmol/L；②1小时血糖＞10.0mmol/L；③8.5mmol/L＜2小时血糖＜11.1mmol/L，但孕早期单纯空腹血糖＞5.1mmol/L不能诊断GDM，需要随访。

## 妊娠期显性糖尿病

妊娠期显性糖尿病也称妊娠期间的糖尿病，指孕期任何时间被发现且达到非妊娠人群糖尿病诊断标准：空腹血糖≥7.0 mmol/L或糖负荷后2小时血糖≥11.1 mmol/L，或随机血糖≥11.1 mmol/L。

## 孕前糖尿病（PGDM）

PGDM指孕前确诊的1型、2型或特殊类型糖尿病。

## 妊娠期血糖控制目标

● 所有类型的孕期糖尿病孕期血糖控制目标：空腹血糖＜5.3 mmol/L、餐后1小时血糖＜7.8 mmol/L、餐后2小时血糖＜6.7 mmol/L。

● 孕期血糖控制注意避免低血糖。1型糖尿病低血糖风险最高，其次为2型糖尿病和妊娠期显性糖尿病，GDM低血糖风险相对较低。孕期血糖＜4.0 mmol/L为血糖偏低，须调整治疗方案；若孕妇血糖＜3.0 mmol/L必须立即就医。

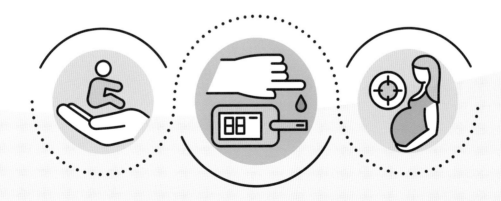

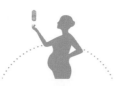

# 妊娠糖尿病的药物治疗

美国糖尿病学会2021年发布了《妊娠合并糖尿病诊治指南》，其中指出针对孕前1型糖尿病和2型糖尿病的患者，推荐以胰岛素作为治疗的首选药物，且不建议使用口服降糖药。这是因为口服降糖药抑制体内酶的活性，对胚胎的安全性不明确，使用胰岛素则相对安全。

## 🌿 胰岛素

在孕期，人体对胰岛素的敏感性随孕周改变而改变。因此，胰岛素（妊娠分级B）的使用必须结合孕妇各阶段对胰岛素的敏感性进行个体化选用。与口服降糖药相比，胰岛素不会通过胎盘，胎儿出生后母体对胰岛素的敏感性随之恢复正常。

根据胰岛素的作用特点，可分为常规、短效、中效、长效胰岛素。

### 常规 胰岛素

每日至少使用3次，也可使用胰岛素泵。患者需要在进餐前30~45分钟注射以控制餐后血糖。由于注射时间有严格限制，所以患者依从性差，血糖控制不理想。

### 短效 胰岛素

餐前立即注射或是开始进餐后15分钟注射就可以很好地控制餐后血糖的波动，餐后低血糖的情况也少有发生。

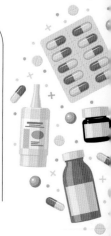

### 中效
**胰岛素**

　　妊娠期间通常每日给药两次，配合短效胰岛素可以实现24小时控制血糖。

### 长效
**胰岛素**

　　配合短效制剂使用，在两餐和夜间维持正常血糖，可有效防止出现低血糖。

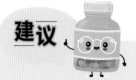

**建议**

　　1型糖尿病患者在备孕阶段就必须严格使用胰岛素注射液，控制好血糖，待血糖稳定3个月后再怀孕。2型糖尿病和妊娠期糖尿病患者，如果通过控制饮食和调整生活方式的方法仍不能很好地控制血糖，就应该使用胰岛素。定期监测血糖并按时到医院进行产检可有效降低妊娠糖尿病带来的风险。

## 🌰 口服降糖药

口服降糖药并非激素，通常用于2型糖尿病的治疗。妊娠期糖尿病患者应将胰岛素作为首选治疗药物，如果患者通过控制饮食和调整生活方式的方法不能维持血糖的稳定，并且患者拒绝接受胰岛素治疗或是胰岛素治疗的依从性差，则可以选择口服降糖药。

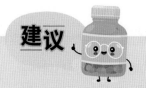

**建议**

妊娠期不建议联合使用两种口服降糖药。口服降糖药物可能通过胎盘对胎儿造成伤害，而两种降糖药物联合使用使胎儿受到伤害的风险升高。所以，最好只用一种口服降糖药。如果单一用药不能将血糖控制在理想的范围内，可以补充胰岛素。

### 💊 二甲双胍（妊娠分级为 B 类药物）

二甲双胍不刺激胰岛素分泌，也不会引起低血糖症，主要是减少肝糖输出和提高胰岛素敏感性，是2型糖尿病非妊娠患者的首选初始治疗药物，适用于超重的糖尿病患者。妊娠中晚期在短期内使用相对安全，但也有部分患者需要补充胰岛素才能让血糖达标。相比胰岛素，二甲双胍有助于降低妊娠期体重增加、巨大儿出生、新生儿低血糖、妊娠高血压风险。

二甲双胍常见的副作用是消化道反应，开始时以较低剂量使用并按需缓慢增加可缓解消化道反应。

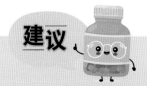

**建议**

二甲双胍能通过胎盘，在脐动脉中的血药浓度是母体静脉血药浓度的两倍，对胎儿的生长发育及其长期影响目前还不确定。所以，妊娠糖尿病患者应结合自身情况在医生指导下使用，做好血糖监测并定期产检。

### 🔵 格列本脲（妊娠分级为 B 类药物）

格列本脲属于磺酰脲类衍生物，可刺激胰腺仍有功能的细胞分泌胰岛素，是治疗妊娠糖尿病的常用口服降糖药，常用于孕中晚期妊娠糖尿病患者。与使用胰岛素相比，使用格列本脲的孕妇分娩巨大儿风险更高、胎儿出生体重更高、新生儿低血糖症发生率更高，最常见的副作用是孕妇低血糖。

格列本脲可穿过胎盘，新生儿的低血糖风险与脐带血药浓度有关，这可能与母亲最后一次的用药时间有关。如果母亲最后一次吃药与分娩间隔24小时以上，可以降低新生儿低血糖症发生率。

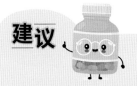

### 建议

格列本脲的服药时间为餐前 30 ~ 60 分钟，这样有助于提高疗效。服用格列本脲的妊娠糖尿病患者要做好血糖监测并按时接受产检。

### 🍎 其他治疗方法——医学营养治疗

医学营养治疗是根据医学理论基础与实践经验、患者生活方式及个人因素，为糖尿病患者制订膳食计划。治疗目的是帮助患者达到正常血糖水平、防止酮症发生、根据患者BMI值确定妊娠期体重增长范围、促进胎儿总体健康状况。大多数妊娠糖尿病患者通过调整生活方式（营养干预、体力活动、体重管理）就能很好地控制血糖。

**保持心态很重要！患妊娠糖尿病的孕妇也不要太焦虑，通过严格控制饮食（低糖、低盐、低脂），适量运动等方式，可以将血糖保持在理想状态下，有机会顺利生出体重正常的宝宝，而且孕妇的血糖通常在产后也能恢复到正常水平。**

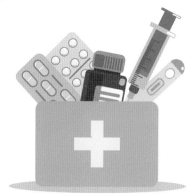

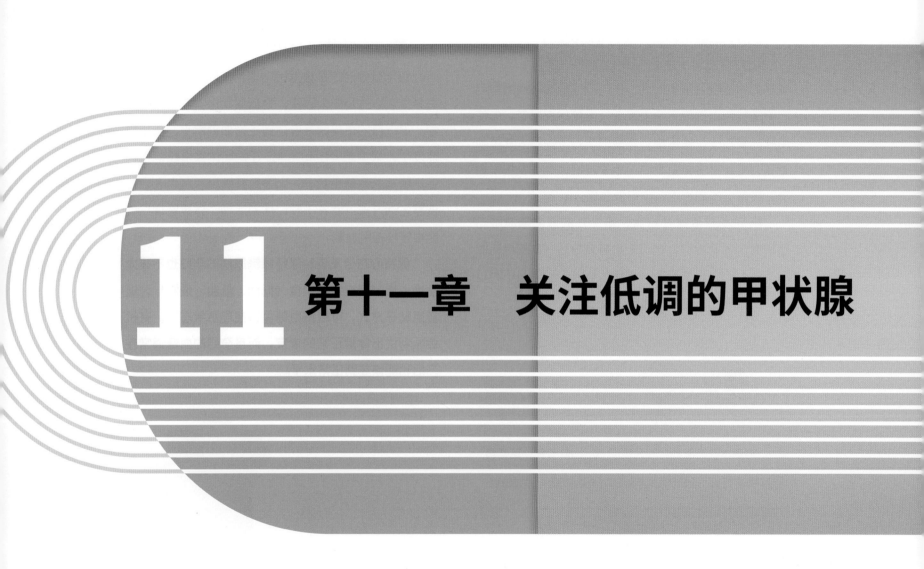

# 11 第十一章　关注低调的甲状腺

甲状腺位于人体的颈部，它负责分泌甲状腺激素。甲状腺激素的主要作用是促进新陈代谢、维持机体的正常生长发育，并且它对骨骼和神经系统的发育有较大的影响。

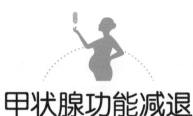

# 甲状腺功能减退

甲状腺功能减退症（简称甲减）患者一般没有明显症状，但孕妇患甲减可导致流产、早产、低体重儿、妊娠高血压、前置胎盘、胎盘早剥等。妊娠早期监测血清促甲状腺激素（TSH）水平有助于及时发现甲减。

胎儿的甲状腺在妊娠第3个月结束时开始有功能，在此之前，胎儿完全依赖于母体甲状腺素的支持。在孕期，母体和胎儿的甲状腺功能依靠碘供应，所以孕期碘需求量增加，一旦碘供应不足，甲状腺功能出现障碍就容易导致甲减。

左甲状腺素（妊娠分级A）：因现阶段的研究没有显示其增加先天性异常或流产的风险，所以左甲状腺素不但是治疗甲状腺功能减退症的首选药物，而且在妊娠期使用也是安全的。由于妊娠期机体对甲状腺激素的需求有所改变，甲减患者在孕期需要在医师的指导下增加剂量。此外，左甲状腺素、左旋甲状腺素可用于甲状腺功能减退导致不孕的女性。

## 甲状腺结节

甲状腺结节是指甲状腺的实质内出现包块，是内分泌系统的常见病。甲状腺结节可通过高分辨 B 超帮助确诊，大多数为良性的小结节。近年来我国甲状腺癌的患病率有所上升，由于甲状腺结节和甲状腺癌的诊断和治疗涉及多个学科，所以建议在孕前进行甲状腺检查。

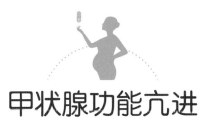

# 甲状腺功能亢进

甲状腺功能亢进症，简称甲亢。妊娠期发生甲亢对母体和胎儿都有不利影响。甲亢可导致胎儿生长迟缓、先兆子痫、早产、胎儿宫内死亡或死产。针对患有甲亢的孕妇，临床上多数使用硫脲类药物进行治疗。在使用药物前，应进行全血细胞计数以及肝功能全套检查。对于不能使用硫脲类药物的妇女，在怀孕的中期可以进行甲状腺切除手术，但妊娠期做甲状腺切除手术的女性较少。

丙硫氧嘧啶、甲巯咪唑、卡比马唑（妊娠分级D）：丙硫氧嘧啶具有严重肝毒性，医生在权衡利弊后选择使用，使风险最小化。在早期诊断出中至重度甲亢的女性应使用甲巯咪唑治疗，但要注意其可透过胎盘屏障影响胎儿甲状腺功能。甲巯咪唑、卡比马唑导致胎儿畸形的风险比丙硫氧嘧啶更高。

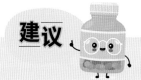

建议

由于甲状腺在妊娠期出现异常有致胎儿畸形的风险，因此建议夫妻双方备孕时就做好孕前检查。妊娠期用药须谨遵医嘱并密切配合检查和治疗。

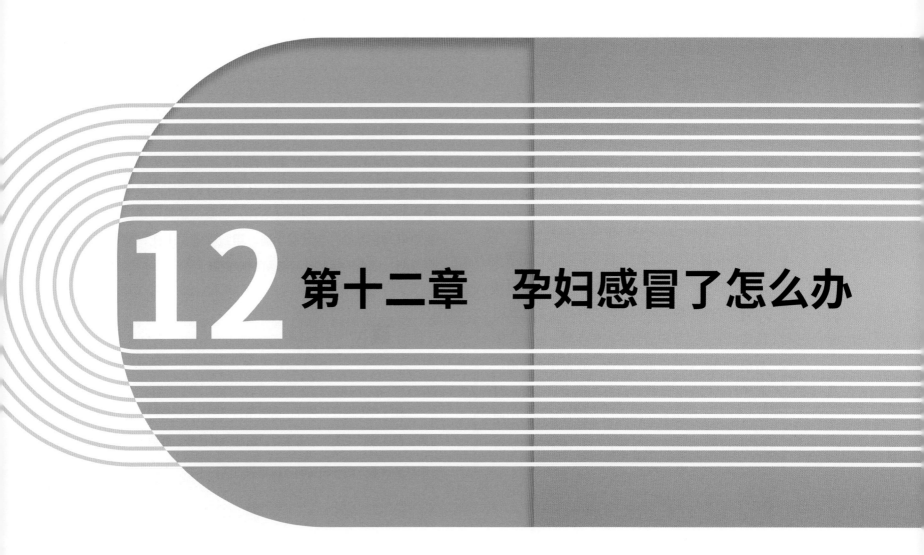

# 12 第十二章　孕妇感冒了怎么办

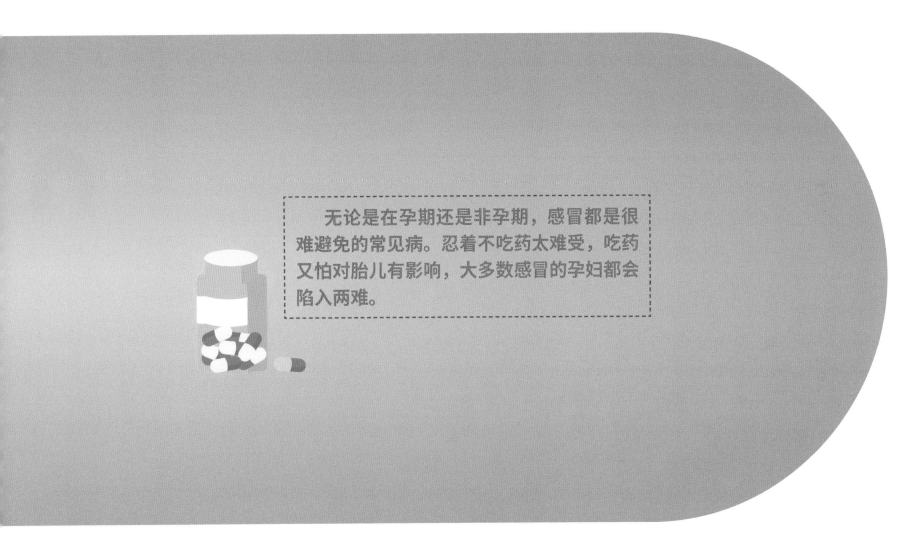

无论是在孕期还是非孕期，感冒都是很难避免的常见病。忍着不吃药太难受，吃药又怕对胎儿有影响，大多数感冒的孕妇都会陷入两难。

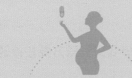

# 感冒服药要谨慎

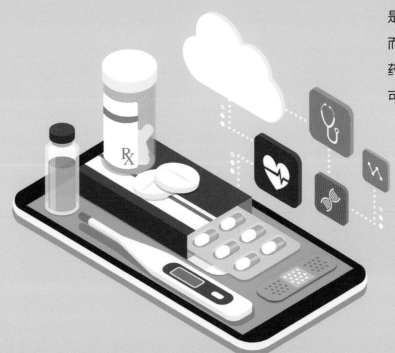

到底什么是"感冒"？感冒有普通感冒和流行性感冒之分。普通感冒症状较轻，一般情况能够忍受；流行性感冒则会导致全身症状，甚至出现高热（体温≥39℃）等较重的症状，需要及时到医院进行治疗。

普通感冒的症状通常较轻，多数症状可在10天左右消失，但咳嗽持续的时间较长。有的人一有感冒症状就开始吃药，有的人感冒了也不吃药。过了一段时间，不论是吃药的患者还是不吃药的患者都康复了，这就是普通感冒的自限性。也就是说，不论是孕妇还是普通女性，患了普通感冒都是可以自己痊愈的。然而，有的人症状比较明显，难以忍受，这时需要借助药物来缓解不适感。那么，对于孕妇来说，哪些药物可以用，哪些药物要避免呢？

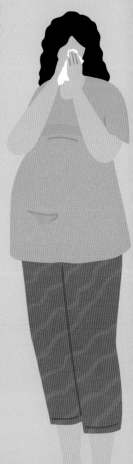

## 🐾 被误解最深的药——利巴韦林

利巴韦林常配合干扰素联合使用，用于治疗慢性丙型肝炎。它还有一个足以迷惑大众的名字——病毒唑。利巴韦林不能随意使用，因为它有显著的致畸作用，备孕期和妊娠期女性禁止使用。利巴韦林的半衰期为12天，它可在非血浆组分中留存长达6个月。**孕前如果需要使用利巴韦林治疗疾病，那么夫妻双方要在停药半年后才能备孕。**

## 🐾 "消炎药" ≠ 抗生素

除了利巴韦林，抗生素也被大众误做"消炎药"来使用。对于病毒性感冒，使用抗生素不仅不能缓解症状，反而会增加不良反应和耐药性。妊娠期随意使用抗生素还会增加用药风险。

抗生素其实是抗菌药物，常用的有青霉素、头孢菌素等。而抗菌药物是个大家族，之所以会出现这么多分类并且不断更新迭代，是因为细菌会产生耐药性。耐药性的产生只要2年，而一种抗菌药物的研发需要10～20年之久。如果抗菌药物被严重滥用，那么生病时将会无药可救。目前，国家对抗生素的购买和使用进行严格管控，必须有医生处方才能购买和使用抗生素。

在妊娠期间感染细菌会增加胎膜早破和自发性流产的风险，细菌还可能对胎儿造成损伤，所以选择合适的抗生素是很有必要的。目前已知的，无致畸作用的抗生素包括青霉素类、头孢菌素类、克林霉素、阿莫西林克拉维酸钾和甲硝唑，普遍认为在孕期使用这些药物是安全的。

⊕ 克林霉素：仅当青霉素、头孢菌素和大环内酯类药物失效时才考虑使用克林霉素。

⊕ 甲硝唑（妊娠分级B类）：用于妊娠期有症状的细菌性阴道炎患者或是有早产风险的无症状细菌性阴道炎患者。需要注意的是，甲硝唑可以根治感染，但不能降低早产风险。

**专家连线——妊娠期服用有风险的抗生素**

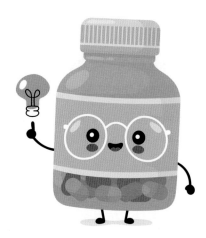

大环内酯类药物包括红霉素、阿奇霉素（妊娠分级B）、克拉霉素（妊娠分级C）。大环内酯类用于有青霉素和头孢菌素类耐药谱或对青霉素过敏者。螺旋霉素是针对妊娠早期弓形虫的首选治疗药物。妊娠中晚期不能使用依托红霉素。

据资料显示，在早期妊娠期使用大环内酯类有较高的致畸风险。妊娠期使用大环内酯类与后代生殖器畸形（主要是尿道下裂）风险升高有关。

氨基糖苷类：庆大霉素（妊娠分级C）、阿米卡星（妊娠分级D）等，可通过胎盘屏障。因有耳毒性和肾毒性，易导致胎儿耳聋等，氨基糖苷类药物在妊娠期避免使用。

四环素：对孕妇有肝毒性，会影响胎儿的骨骼和牙齿，在妊娠中晚期服用会导致胎儿乳牙变色，进入胎儿长管状骨可短暂导致生长受抑制。因此，在妊娠期禁止使用四环素。多西环素（妊娠分级D），与钙的结合力弱于其他四环素类抗生素，与其他四环素相比安全性稍好。

喹诺酮类：××沙星（妊娠分级C），少量通过胎盘，有致关节病风险，妊娠期喹诺酮类药物可用于局部治疗，但要避免全身使用。

磺胺类药物（妊娠分级D）：磺胺嘧啶、磺胺甲恶唑等，通常与其他抗菌药联合使用，用于治疗多种感染，妊娠期前3个月避免使用。

氯霉素（妊娠分级C）：有新生儿毒性，妊娠期使用可致灰婴综合征和粒性白细胞缺乏症。

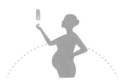

# 妊娠期感冒不能吃药吗

没有发热、剧烈咳嗽、全身酸痛、高热等症状的孕妇可以不用吃药，感冒症状可在10天内消退。咳嗽持续的时间较长，但会逐渐减少。孕妇注意多休息，多吃蔬菜水果，多喝水。如果出现全身酸痛、持续高热（体温≥39℃）等症状并且逐渐加重应尽快就医。

## 🌰 妊娠期对症用药是关键

对乙酰氨基酚是一种广泛用于缓解疼痛和发热的药物，也是目前妊娠期和哺乳期首选的短期用止痛药和退热药，可有效缓解发热，头痛，牙痛，咽喉痛等。

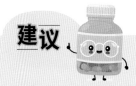

**建议**

对乙酰氨基酚虽好，但也不能超量使用。成人的治疗剂量为每剂 325 ~ 1000mg，口服速释制剂每日最高剂量约 3g。超剂量使用可对肝脏造成损伤。

### 🐾 咳嗽，治或不治病程都比较长

无论吃药还是不吃药，咳嗽症状都有自身的病程。妊娠期不建议过度使用止咳药物。孕妇可尝试多喝水、适量食用蜂蜜、适当垫高枕头（避免夜间咳嗽）等方法来缓解咳嗽。但若出现发热、剧烈咳嗽、呼吸困难等情况时应尽快就医。

### 🐾 鼻塞

若妊娠期出现鼻塞，建议使用生理盐水进行鼻腔冲洗、生理盐水鼻腔喷雾或是吸入温热的水蒸气缓解鼻塞。如果体温＞38.9℃，鼻塞症状严重，伴有额头、面部疼痛，感冒后流鼻涕超过10～14天，则可能是鼻窦炎，应及时到医院就诊，并配合医生足量、足疗程用药。

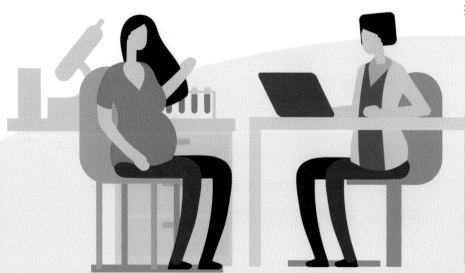

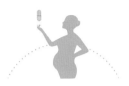

# 妊娠期感冒应对方案

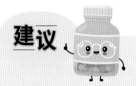

建议

预防感冒最好的方法是提高免疫力、接种流感疫苗，最重要的是讲究卫生，勤洗手、避免频繁触碰口、鼻和眼睛，与他人保持安全距离，避免前往人流量较大的地方。

对症治疗，尽量使用单一制剂，避免使用中成药制剂（如板蓝根冲剂、小柴胡冲剂等）和复方制剂（如白加黑、复方感冒灵、康泰克等）。因为这些制剂成分复杂，妊娠期临床使用证据不足。同时，还要注意避免多药联用造成的重复用药。

目前，对于流感的抗病毒药物[如奥司他韦（达菲）、扎那米韦]的分级为妊娠期 C 级（动物实验证实对胎儿有副作用，但缺乏人体实验），不能排除孕期使用可能会对胎儿产生不利影响。

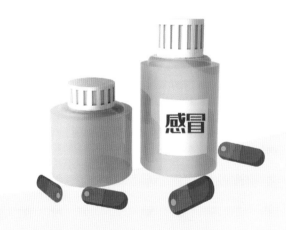

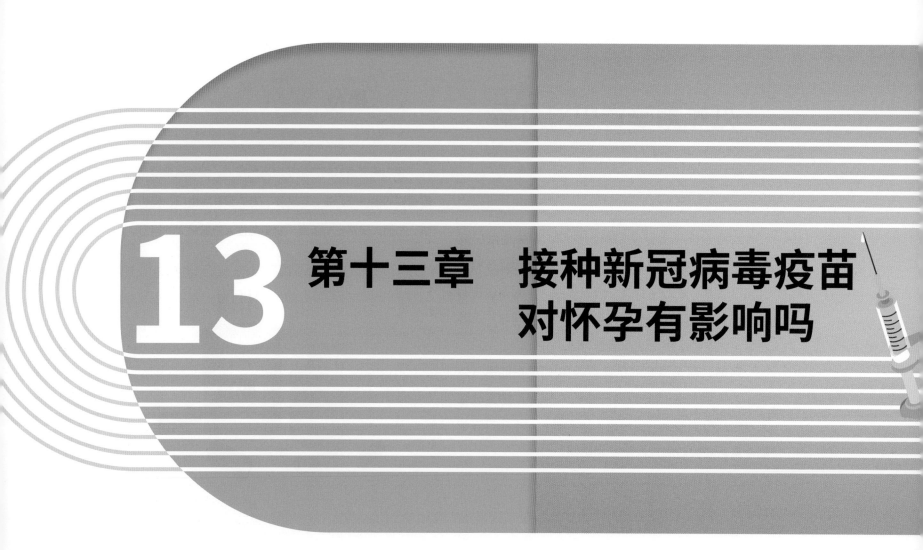

# 13

## 第十三章　接种新冠病毒疫苗对怀孕有影响吗

目前多项研究显示，除了减毒活疫苗（一般俗称"活疫苗"）以外，类毒素、灭活疫苗、免疫球蛋白制剂等对于处于任何妊娠阶段的女性来说都是安全的，并没有证据显示其对怀孕女性以及胎儿存在特殊风险。如破伤风疫苗、乙肝疫苗、流感灭活疫苗等，在孕期接种都是安全的。

新冠病毒疫苗现已普遍接种。国内接种量最大的、全程需要接种两剂的新冠病毒疫苗均为灭活疫苗。从疫苗研制到使用所发布不良反应风险数据来看，灭活疫苗本身对孕妇和胎儿是安全的。

新冠病毒疫苗相关的安全性数据还待进一步研究。这是由于该疫苗上市使用的时间不久，并未普及和推荐孕妇接种，所以相关研究数据有限。但是我国疾病控制预防中心和妇产科学会都表示：怀孕并不是接种新冠疫苗的禁忌证，不建议因此而终止妊娠。

我国《新冠病毒疫苗接种技术指南（第一版）》中指出，如果在接种后怀孕或在未知怀孕的情况下接种了疫苗，基于对疫苗安全性的理解，不推荐仅因接种新冠病毒疫苗而采取特别医学措施（如终止妊娠），建议做好孕期检查和随访。而对于有备孕计划的女性，不必仅因接种新冠病毒疫苗而延迟怀孕计划。

不论是否接种新冠病毒疫苗，孕妇都应该定期进行产检。要知道即便是自然怀孕，也有3%左右的胎儿畸形率。对于高风险人群（如医务人员），接种疫苗的利大于弊。

# 14

## 第十四章　孕期便秘怎么办

便秘是一种常见症状，没有每天排便，导致粪便变硬、排便困难，或是3天以上才排便，都是便秘。

由于孕妇体内孕激素分泌增多，影响胃酸的分泌，使食物停留在胃肠的时间增长，肠平滑肌松弛，肠道运动减弱，使得食物推进减缓。其次，子宫对直肠、乙状结肠的压力、孕妇的活动量减少，使得肠道运动受限，膈肌、腹肌运动减少，排便缺乏动力。此外，孕期对水和电解质的吸收增多，一些药物的使用也会影响排便，比如孕期服用铁剂、复合维生素、钙剂都会引起便秘。

治疗妊娠期便秘，首选饮食改善，多食蔬菜水果，比如每天摄入膳食纤维20～35g。柑类水果和豆类所含的纤维可刺激结肠菌群生长，增加粪便体积。苹果、桃子、梨、樱桃、葡萄干、葡萄和坚果中的糖类成分（山梨醇和果糖）有助于排便。此外，固定排便时间也有利于缓解便秘。

除饮食调理以外，每天坚持适当的运动也有助于排便。通过凯格尔运动可以锻炼盆底肌肉，不仅有利于排便，也利于分娩和自身的健康。

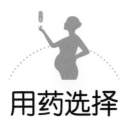

# 用药选择

如果调整饮食和生活习惯仍然不能改善便秘，可以选择膨胀剂或是缓泻剂等药物辅助排便。但需要注意的是，膨胀剂和缓泻剂不可长期使用，以避免产生药物依赖。

## 膨胀剂

琼脂、瓜儿胶、羧甲基纤维素、甲基纤维素、甾体类和鬼臼籽壳（车前子）等药物，以及纤维素含量高的食品，如亚麻籽、麦麸、小麦胚芽等在吸收水分后，不仅体积会增大，还可以使肠蠕动增加，在妊娠期使用是安全的。

## 缓泻剂

乳果糖是一种人工合成的，难以分解的二糖，具有渗透性。它不被肠酶代谢，因此，未消化的乳果糖通过渗透作用使水和电解质留在肠腔中。乳果糖使用后24～48小时才能起效，能有效改善排便频率和粪便性状，适量服用耐受性好。

## 渗透性药物

聚乙二醇、吸收欠佳或不能吸收的糖类以及盐类轻泻药可增加排便频率。对于肾脏和心脏功能不全的患者，过量使用这类药物可能导致电解质和容量超负荷。

## 比沙可啶

服用该药后肠道吸收5%左右，它可刺激结肠蠕动引起排便，没有致畸性或是特异性胎儿毒性。

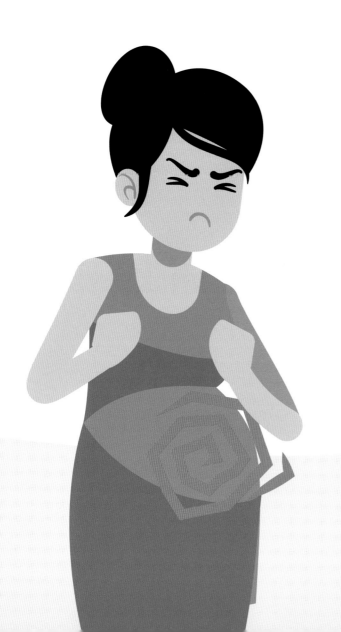

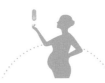

# 避免使用的药物

蓖麻油会刺激子宫收缩，矿物油可干扰脂溶性维生素的吸收，二者都应避免使用。

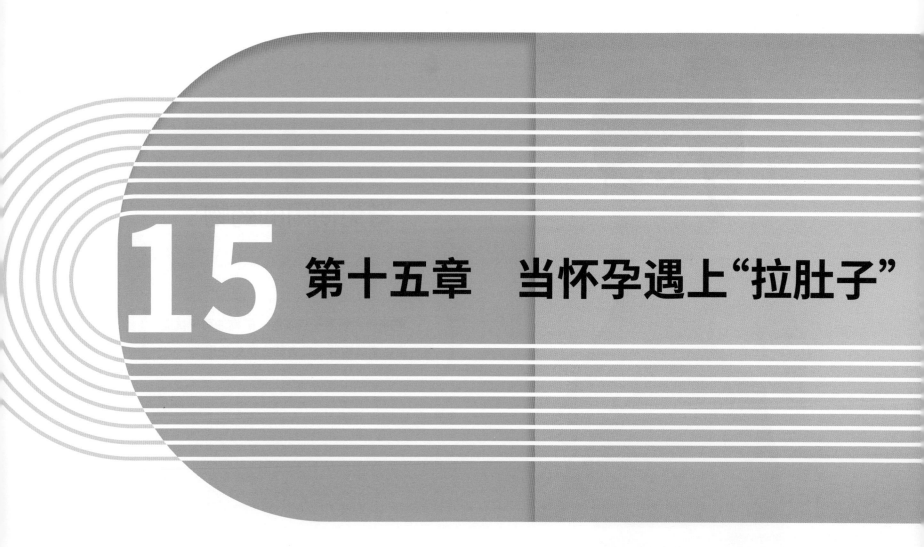

# 15 第十五章　当怀孕遇上"拉肚子"

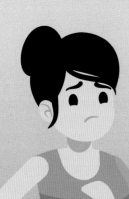

　　拉肚子，又称腹泻，是指24小时内出现超过3次的稀便或是水样便的情况。妊娠期遇上了腹泻，是一件让人很担忧的事。但是，只要正确对待、合理用药就可以处理好腹泻。妊娠期腹泻多数是由病毒引起的急性腹泻，具有自限性，发生率也不高，不需要抗生素的治疗。患者可以通过改善饮食，口服补液盐，平衡机体电解质等措施改善症状。

　　如果腹泻时粪便带血，同时伴有发热、全身疼痛、皮肤弹性下降，则可能是感染性腹泻，需要用到抗生素来治疗，须及时就医。

### 口服补液盐

有助于保持体内电解质平衡。

### 蒙脱石散

服用后附着在肠黏膜上，起到保护肠黏膜的作用。蒙脱石散能改善细胞正常的吸收与分泌功能，减少肠细胞的运动失调和水电解质的流失。它不进入血液循环，所以在妊娠期使用是安全的。

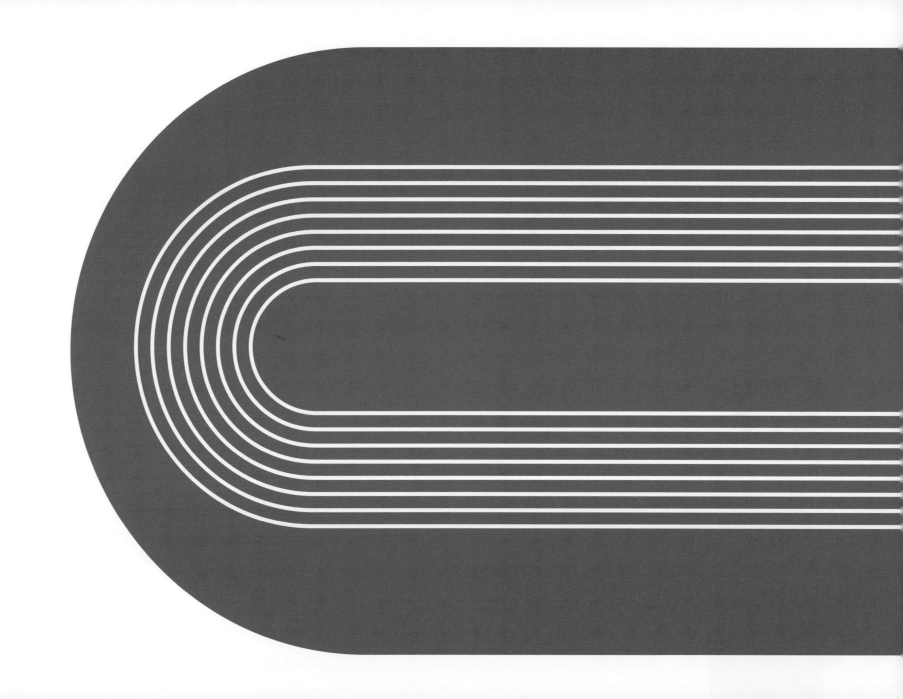

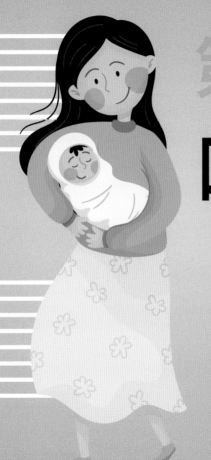

# 第三篇

# 哺乳

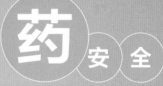

"药"安全

经过了精心的准备——备孕，又顺利地度过妊娠期，现在我们来到了哺乳期这一全新的阶段。母乳喂养的好处是公认的。母亲用乳汁哺乳后代，这是人类与生俱来的能力，存储在母亲的基因里。可是，为什么现在越来越多的人觉得这种"本能"太难？世界卫生组织和我国国家卫生健康委为什么又要大力推广母乳喂养？带着这些疑惑，我们先来了解母乳喂养的往事。

有关母乳喂养的最早记录可以从旧石器时代的文物中找到痕迹，当时母乳具有崇高的地位，被赋予重要意义。随着历史前进的步伐，受到多种因素的影响，一部分母亲不再亲自哺育自己的后代。工业革命的到来则彻底打破了母亲亲喂的天然平衡。为了解决女性外出工作时婴儿的喂养问题，1805年，法国人帕芒蒂瓦尔得建立了最早的奶粉工厂。

随着工业技术的发展，奶粉配方逐渐得到改良，由最初的奶粉干发展到1950年美国首次生产的"速溶"脱脂奶粉。在20世纪70年代以后，通过对附聚的奶粉颗粒进行喷涂卵磷脂处理，全脂的速溶奶粉得以问世。配方奶一直以母乳为蓝本，通过调配牛奶、水、乳脂和糖的比例，不断地改良，但仍旧无法与母乳相比。但是，商家的大力宣传，使得很多人忽视了母乳喂养的重要性。

1992年国际母乳喂养行动联盟（WABA）确定每年的8月1—7日为"世界母乳喂养周"呼吁世界各国重视母乳喂养对母婴、家庭、社会的重要性。联合国儿童基金会和世界卫生组织建议出生后纯母乳喂养婴儿至6个月，之后添加适宜的辅食，并继续母乳喂养，最好能够坚持到2岁，也可以根据母子双方的意愿来决定喂养时间。1990年5月10日我国卫生部（现国家卫生健康委员会）决定，将每年的5月20日作为全国母乳喂养宣传日，广泛开展宣传、咨询活动，以加强人们的母乳喂养意识，从而更好地实行计划生育和优生优育。

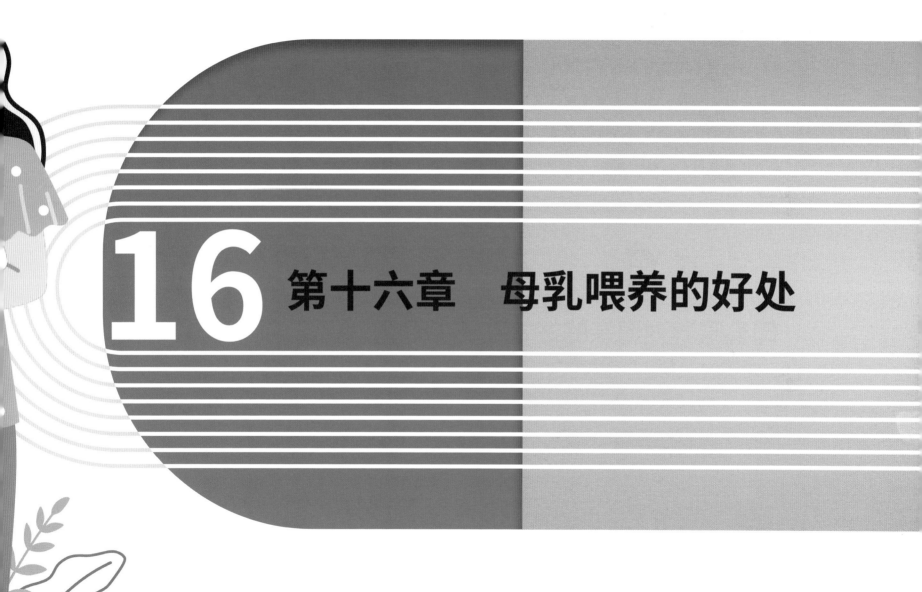

# 16 第十六章　母乳喂养的好处

母婴是一个共生体系，不可被分开对待。胎儿在孕期与母亲以脐带相连，出生后通过母乳喂养，婴儿与母亲形成联结。这种特殊的联结不仅可以供应营养，还有益于母婴生理和心理的健康。

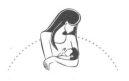

# 母乳喂养对母亲的好处

## 促进子宫恢复

母乳喂养有利于母亲身体恢复，哺乳过程中，刺激缩宫素的分泌，促使子宫收缩，减少血液流失，预防贫血。

## 促进体型恢复

母乳喂养每天能消耗大约500kcal（1kcal≈4.186kJ）热量，所以母乳喂养能帮助母亲产后恢复和减轻体重。

## 减少产后抑郁、焦虑

母乳喂养可以降低产后忧郁症的发病率，母乳喂养有助于母亲保持平静和稳定的心理状态。

## 长期益处

有研究显示，母乳喂养可以减少骨质疏松的患病风险，还可以降低患乳腺癌、卵巢癌、子宫内膜癌的风险。

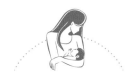

# 母乳喂养对婴儿的好处

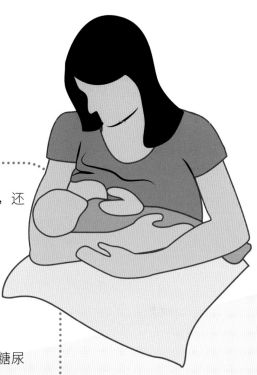

● 母乳含有婴儿所需的全部营养，容易消化且能够促进宝宝肠道发育，还可以预防呕吐和腹泻。

● 母乳含有丰富的免疫球蛋白，可增加免疫保护，让婴儿少生病。

● 母乳喂养可以降低婴儿猝死综合征的风险（SIDS）。

● 母乳喂养可以缓解婴儿的恐惧感、孤独感，安抚其情绪。

● 母乳喂养可以增强婴儿大脑和感官的发育，促进宝宝智力发展。

● 免疫学特性研究表明，纯母乳喂养至少4个月的婴儿，儿童时期患糖尿病、克罗恩病、乳糜泻及癌症，特别是白血病的风险降低。

● 母乳喂养对婴儿的颌面部肌肉、骨骼、神经系统的发育有促进作用。

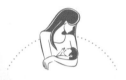

# 母乳喂养对家庭的好处

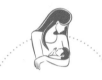

# 母乳喂养对社会的好处

母乳喂养经济成本低。

母乳喂养的孩子生病少，从而减少家庭负担。

母乳喂养很便利，根据婴儿的需要，可随时哺乳。

促进家庭成员之间的感情。

母乳喂养具有环保性。

母乳喂养可降低成年时患营养相关慢性病（如代谢综合征）的风险，可为国家节省大量医疗费用支出和社会资源。

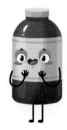

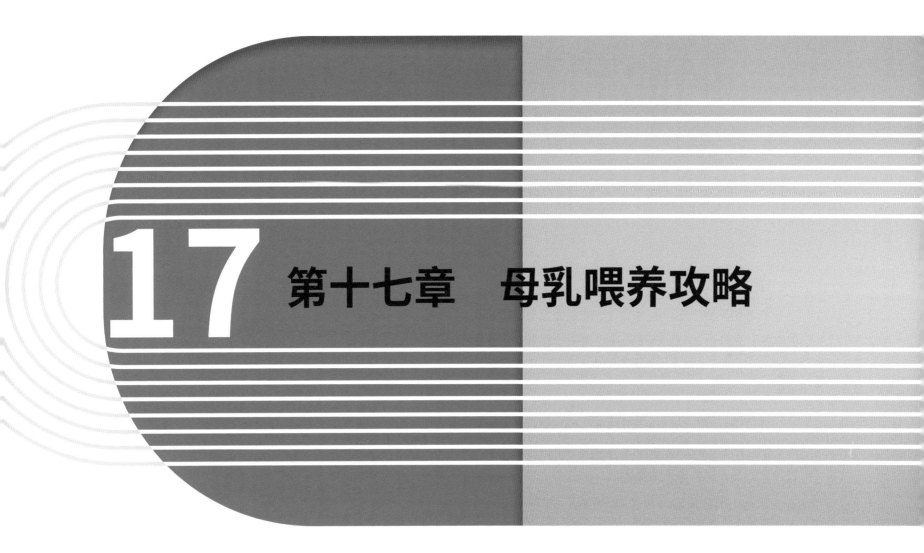

# 17

# 第十七章　母乳喂养攻略

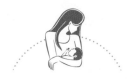

# 母乳的产生和特点

## 母乳的产生

乳汁由乳腺产生，乳腺会在孕期就做好产生乳汁的准备。乳汁生成分为两个阶段，第一阶段为泌乳发动期（Ⅰ期），发生在妊娠的中后期；第二阶段为泌乳活化期（Ⅱ期），发生在分娩后。

在分娩后最初几日，母亲只会分泌少量淡黄色乳汁，即"初乳"，它含有新生儿所需的全部营养。分娩后2～3日，产乳量开始增加。

泌乳Ⅰ期，孕16周至产后1～2日，也就是俗称的初乳阶段。药物在这一时间段容易进入乳汁。

泌乳Ⅱ期一般发生在分娩后2～4日，表现为母亲乳房肿胀和开始有大量乳汁生成。大多数药物进入乳汁的量减少。如果婴儿得到有效哺乳，胎便容易排空，婴儿大便转为典型的芥末黄色。产后第5天的母乳就称为成熟乳。

其实，母乳的成分是动态变化的，这样能很好地贴合婴儿生长发育的过程。母乳的成分随婴儿的需要以及母体自身情况而变化着，如果婴儿吃得多，那么乳汁就会应需求多产；如遇妈妈生病或是宝宝生病，那么乳汁里的免疫因子增多，利于母婴抵抗某些疾病，如感冒。

母乳的成分在每一次哺乳过程中也发生着变化。刚开始哺乳时分泌的是含有较多免疫成分的前奶，之后分泌的是含蛋白质较多的后奶。要问前奶和后奶哪个好，其实都好，都是为宝宝量身订制。

某些女性的泌乳 II 期可能会延迟到产后7～10日，会造成因乳汁生成减少导致的婴儿体重持续下降，母乳喂养失败的风险也增加。如果母亲心情不好，那么母亲分泌的奶量会受到影响，有的甚至就"没奶"了。如果乳汁生成延迟超过产后第4日，医生应严密监测母婴双方的状况并给出合理喂养建议。一般情况下，哺乳期女性可以通过增加哺乳频率来促进乳汁生成。临床医生在支持母乳喂养和保障婴儿健康之间进行权衡。如果改善泌乳的方法未能起效，摄入乳汁不足依然影响了婴儿的健康，则有必要为婴儿提供母乳代用品（如母乳库中储存的捐赠母乳或婴儿配方奶）。

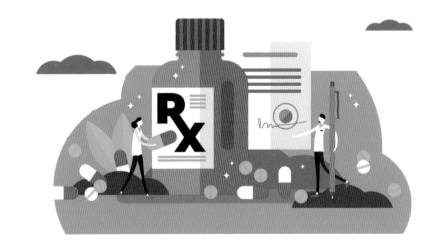

## 🐾 母乳的特点

母乳的成分并非恒定不变，它的成分和浓度随时间、母体情况、婴儿需求的改变而变化。胎盘分娩后，孕酮和雌激素迅速从母体血液中撤出，泌乳细胞也迅速从静止状态变为活跃的分泌状态。

在泌乳早期（初乳阶段），泌乳细胞还未发育完善，体积较小，细胞与细胞之间的空隙较大，母体中的淋巴细胞、免疫球蛋白、蛋白质和其他血液中的物质可以很容易进入乳汁。在这一阶段，药物和这些血液中的物质一样，很容易通过细胞间隙进入到乳汁中。然而奇妙的是，初乳的量少，这个阶段的宝宝属于新生儿，胃容量小，仅有5～7mL（如一颗樱桃那般大小），这就意味着进入新生儿的药物剂量非常少。之后随着孕酮水平的下降，泌乳细胞体积增大，细胞间的间隙逐渐缩小，直至绝大多数关闭，形成了哺乳期特有的天然屏障——血乳屏障。

从初乳到成熟乳的过度，泌乳细胞快速生长，最后细胞间隙关闭。乳汁成分在分娩后36小时开始发生重大改变，直至产后5天完成。随着细胞间隙的关闭，母体药物和母体其他蛋白质进入乳汁的量也就减少了，分娩1周以后，乳汁中的药物浓度极大降低。

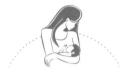

# 什么是泌乳反射

母乳喂养受催乳素和催产素直接影响，雌激素等其他激素间接参与乳汁分泌的过程。婴儿的吸吮使神经冲动从乳头传到大脑，大脑接收到宝宝吃奶的需求后，通过脊髓传递到下丘脑，刺激垂体释放激素（催乳素、催产素），一组激素促使乳汁分泌，另一组激素产生"泌乳反射"同时还作用于子宫，促进子宫收缩。

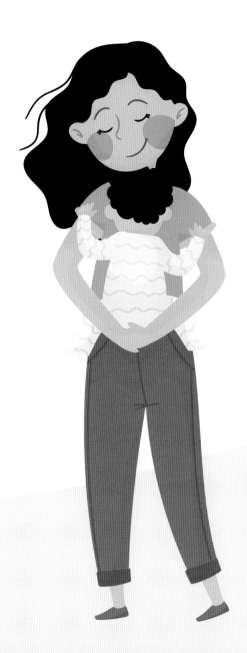

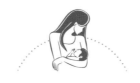

# 母乳中的成分

### 🥚 蛋白质

母乳中的蛋白质分为乳清蛋白和酪蛋白两类，且主要以可溶性蛋白质——乳清蛋白为主（占60%左右）。乳清蛋白容易被婴儿消化，能够加快胃排空速度，降低早产儿患坏死性小肠结肠炎的风险。酪蛋白占母乳蛋白质总量的40%左右，主要包括 β-酪蛋白和k-酪蛋白等，其中，β-酪蛋白含量最高。研究发现，β-酪蛋白水解后产生活性多肽——β-酪蛋白磷酸肽，可以抑制肠道磷酸酶的活性从而促进铁离子吸收。有研究发现，k-酪蛋白可阻止病原体感染。

### 🥚 脂肪

母乳中的脂肪可以抵抗微生物的宿主防疫防御，还是能量的主要来源。母乳中的脂肪含量因人而异，并且含量在一天中也会有变化。母乳中的脂肪有助于婴儿大脑的发育，帮助提升婴儿智力。

### 🥚 碳水化合物

母乳中的碳水化合物主要由乳糖和低聚糖体组成。母乳中不被婴儿吸收的乳糖有软化大便的作用，利于肠道菌群的组成，促进矿物质的吸收。母乳中的低聚糖能够促进双歧杆菌和乳杆菌的生长，改善肠道菌群。

## 矿物质

母乳中含有多种常量元素（钠、钾、钙、镁、磷）、必需微量元素（铁、锌、铜、硒等）、痕量元素（碘、钼、镍、铝、砷、钼、镉、铬、钒等）。不同泌乳阶段的母乳中矿物质含量是不同的，并受多种因素的影响（如不同地区、母乳膳食、营养状况等）。

## 维生素

母乳中水溶性维生素及维生素A的含量与母亲的膳食关系密切。而维生素D、维生素E、维生素K难以通过血液循环进入乳汁，因此它们在母乳中的含量与母亲的饮食关系不大。营养良好的乳汁可为4个月以内婴儿提供其所需的多种维生素。

## 生物活性物质

● 免疫球蛋白：在哺乳早期含量尤为丰富，最主要的形式为分泌型IgA，其次是SIgG。这些物质可为婴儿提供免疫保护，直至其自身免疫系统成熟。

● 乳铁蛋白：一种铁结合蛋白，属于转铁蛋白家族，与转铁蛋白一起参与血清铁的转运。乳铁蛋白的多种生物学功能对婴儿，特别是早产儿建立抗病微生物屏障为言非常重要。

● 溶菌酶：一种非特异性保护因子。溶菌酶可促进乳酸杆菌生长，水解细菌细胞膜上的黏多糖，进而溶解细胞膜、杀伤细菌。

● 细胞因子和活性细胞：白细胞介素（IL）-6常被用作全身激活促炎细胞因子的标志。IL-6与肿瘤坏死因子α（TNF-α）和IL-1β共同作用于乳清中。

母乳能提供婴儿所需的营养成分，目前有研究证实母乳有利于婴儿大脑、视力、听觉敏锐度的发育。母乳中的能量、ω-3脂肪酸、乳清蛋白，以及高含量的乳糖、微量营养素等都是配方奶无法比拟的。

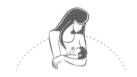

# 母乳产量低的原因

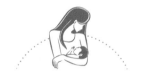

# 母乳代用品

- ● 母亲压力过大或是患有疾病。
- ● 婴儿没有及时吸吮或者是早产儿、低体重儿的吸吮能力弱。
- ● 人为因素：认知误区（产后早期没奶而过早使用配方奶）、母婴分离、母亲没有得到社会和家庭的支持。
- ● 药物因素：哺乳期女性使用抗肿瘤药、放射性核素、部分精神药物或抗癫痫药、含碘造影剂、阿片类药物等。

　　母乳代用品（配方奶）通常是利用牛奶、大豆等加工而成的，参照母乳成分调整营养素含量，添加多种微量营养素（如矿物质和维生素）。但是与母乳相比，配方奶中的蛋白质、脂肪及碳水化合物的质量无法与母乳的相提并论，配方奶中还缺乏母乳中的天然抗感染因子和生物活性因子。婴幼儿配方奶生产过程中还可能存在安全问题。

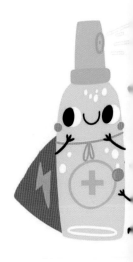

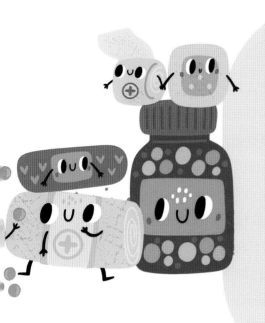

配方奶喂养除了带来经济负担外，家长需要耗费较多时间在购买产品、喂养前的准备、清洗和消毒奶嘴和奶瓶等事情上。婴儿在等待的过程中会产生焦躁感，缺乏安全感。

对于难以实现母亲亲喂的情况，从婴儿的安全角度出发，首先使用婴儿母亲乳汁或是经认证的母乳库中储存的捐赠母乳；其次选择母乳搭配配方奶混合喂养；最后才选择单独使用母乳代用品，比如配方奶。虽然配方奶在不断改善配方，但其包含的成分始终不能与母乳所含成分相比。配方奶是在特殊情况下使用的。

《国际母乳代用品销售守则》中明确指出，新生儿（0～1月龄）和婴儿（1～12月龄）的奶粉是不能做广告的，新生儿科的奶粉应该按照药物管理原则进行处方管理。我们所看到的奶粉宣传广告，并不是针对新生儿和婴儿的配方奶粉广告，而是幼儿（1～3岁）配方奶粉的广告。

如果婴儿需要使用母乳代用品（配方奶），建议把它按照药物来对待，遵循循证医学来使用。在医生评估婴儿情况后，由医生制订配方奶使用方案。

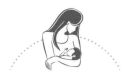

# 哪些情况不推荐母乳喂养

● 患有感染性疾病的母亲不建议母乳喂养后代。

● 正在接受癌症治疗的哺乳期女性不建议母乳喂养后代。

● 某些药物在哺乳期使用并不安全，哺乳期女性在使用任何药物前请咨询医护人员以明确药品在哺乳期使用是否安全。

● 哺乳期女性不可大量饮酒，否则不宜母乳喂养婴儿。酒精会随着血液循环进入到乳汁中。酒精对于孩子，无论在哪一发展阶段都是有害的。因此，哺乳期建议避免或限制饮酒。若要饮酒，大多数医生推荐只偶尔摄入1标准杯葡萄酒所含的酒精量，还推荐在饮酒后等待2小时再哺乳。

● 哺乳期母亲使用违禁药品对婴儿有害。大麻和其他大麻属物质可能对婴儿造成伤害。

此外，如果孩子出生时患有"半乳糖血症"，医生也不推荐母乳喂养。如果您不确定自己可否进行母乳喂养，请询问医护人员和相关专业人员。

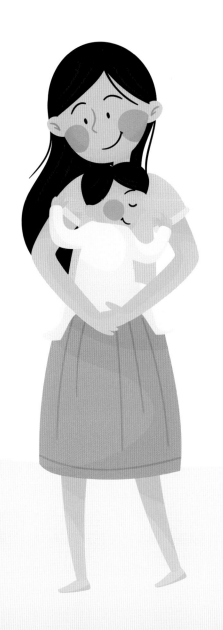

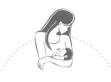

# 剖宫产什么时候喂母乳

医生对剖宫产母婴评估后，医生缝合腹部切口时，婴儿可以在医护人员的辅助下，趴在母亲的胸前，进行肌肤接触和在乳房上吸乳。

进行了全身麻醉的母亲，只要是恢复清醒便可以进行母乳喂养。

无论是哪一种分娩方式，在产后尽快至少婴儿出生1小时内且持续进行母婴的肌肤接触和婴儿的吸吮，可使母婴获得更多益处。例如，可使母亲寒战减少、情绪稳定、促进泌乳反射，可使婴儿血糖稳定、减少消耗。

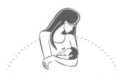

# 可以用药来催奶或增加奶量吗

不推荐使用药物催奶。使奶量增加的药物被称为催乳剂。比如处方药甲氧氯普胺和多潘立酮可以催乳，但是在其使用上需要医生的诊断。并且，它们对母婴存在着已知或是未知的副作用和潜在风险。尤其这些药物对婴儿的远期影响是未知的。

甲氧氯普胺和多潘立酮都属于多巴胺受体拮抗剂，它们常见的副作用有：头疼、腹泻和情绪波动。

### 甲氧氯普胺

该药对中枢神经系统有影响，所以哺乳期使用该药要谨慎。

### 多潘立酮

虽然多潘立酮在乳汁中含量很少，且该药不会穿过血—脑屏障，但是1岁以下婴儿的血—脑屏障还未发育完全，所以用药要谨慎。如果母亲本身有以下情况，那么使用该药风险更高：①心律失常史或长QT综合征风险；②正在使用可延长QT间期的其他药物；③正在使用CYP3A4抑制剂，如西柚汁或氟康唑；④多潘立酮的使用剂量超过30毫克/天。

### 葫芦巴

葫芦巴是催奶应用最为广泛的草药，但有关其使用的有效性和安全性的可信数据较少。据报道，服用葫芦巴后有肠胃气胀、腹泻、低钾血症、变态反应等副作用。并且，目前尚不明确该药是否会随乳汁进入到婴儿体内。所以，哺乳期女性应谨慎使用。

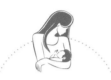

# 可引起乳汁颜色改变的食物和药物

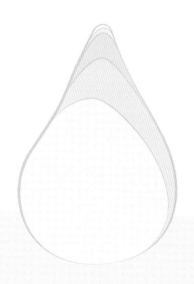

初乳多为黄色的透明状液体。成熟乳的颜色为白色或是淡蓝色（前奶）和乳白色（后奶）。如果母亲吃了含有大量叶绿素的蔬菜，母乳可能变为绿色。母亲吃了富含胡萝卜素的蔬菜，乳汁可能呈黄色。

母亲服用硝苯地平，乳汁呈绿色；母亲服用氯法齐明、利福霉素，乳汁呈红色或是粉红色；米诺环素能使母乳变黑；母亲服用铁剂、异丙酚、蓝藻，乳汁呈绿色。

如果乳汁变成粉红色或红色需要引起注意。粉红色或红色乳汁有可能是乳头破损流血导致的，也可能是服用药物导致的，还可能是"锈管综合征"（提示乳导管有陈旧性出血）导致的。

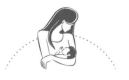

# 开奶

宝宝出生后，大家最关心的问题就是什么时候"开奶"。在条件允许的情况下，建议做到"三早一晚"，即早接触（肌肤接触）、早开奶、早吸吮、晚断脐。有许多人以为"开奶"是需要找什么人来实施"开奶"操作。但真相是，宝宝才是妈妈最好的开奶师，是妈妈的"完美搭档"。

为什么说宝宝是给妈妈开奶的"完美搭档"？其实，宝宝和妈妈的合作从孕期便开始了。在孕中期，乳房就开始为宝宝的"美食"做准备，让乳房具备泌乳功能，并把初乳储存于乳房中，为的就是在宝宝出生后能尽早吃到包含大量免疫活性物质的初乳。而在这一过程中，宝宝在妈妈肚子里，正在练习"吸吮"动作，为的是在出生后能熟练地吸吮乳汁。

在出生后，婴儿积极有效地吸吮乳汁、正确的哺乳姿势以及衔乳的方式，能有效避免母亲在产后第3～5天出现难以忍受的"生理性乳胀"，避免疼痛加剧并能降低堵奶的风险。这一系列的过程，成就了母婴之间的"完美配合"。

### 🌸 哺乳姿势

母乳喂养时母亲应保持舒适的姿势。为保证婴儿能正确衔乳，应使其面向母亲的身体，这样可使婴儿的嘴巴正对着母亲的乳头。哺乳姿势可根据母婴需要而调整。比如剖宫产的母亲采取橄榄球式（也称为侧抱法）或侧卧式哺乳可避免婴儿碰触到手术切口。对于早产儿，母亲可采用橄榄球式哺乳，以便更好地控制婴儿头部，并且能观察到婴儿的衔乳情况。母亲乳房有肿块时哺乳姿势根据肿块的位置来确定。

### 🌸 衔乳

衔乳是指婴儿的嘴唇紧紧包裹住母亲的乳头和足够的相邻乳腺组织。正确衔乳可以有效地吸出乳汁。

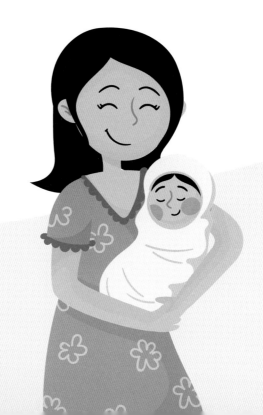

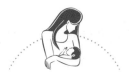

# 为什么产后没奶

大多数健康的女性都能产生足够的乳汁。初乳虽少但并不是没有。产后的72小时左右奶量确实相对较少，如果72小时过去了，奶量仍没有提升，也可能是泌乳延迟，并不是没有乳汁。

初乳量少与泌乳过程相关。从怀孕中期到产后第二天被称为是泌乳 I 期，这一阶段的乳汁产量较少，在产后1～3天，母亲的乳房充盈感不明显。直到产后第4天奶量才会大量上升至500mL左右，进入到泌乳 II 期。

在产后72小时（第3～4天）内如果母亲没有明显感到胀奶，奶量也没有大幅度提升，那么泌乳 II 期可能延迟了，需要对母婴进行综合评估。

初产妇、剖宫产、1型糖尿病、肥胖、分娩镇痛、大量液体药物的输入、多囊卵巢综合征、胎盘残留、缺乏催乳素、乳腺手术史等多种原因都可导致产后没奶。

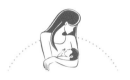

# 怎么处理哺乳期乳房肿胀

乳房肿胀可分为原发性和继发性两种情况。原发性乳房肿胀由分娩后哺乳开始时的间质性水肿引起，继发性乳房肿胀在哺乳期其他时间由过剩乳汁蓄积引起。

## 临床表现

乳房肿胀是指乳房充盈、坚硬，伴有疼痛和压痛。一些母亲疼痛点在乳晕周围，多数母亲疼痛感遍布整个乳房。乳晕的肿胀会让新生儿衔乳困难，继而加重肿胀。

原发性肿胀通常出现于产后3～5日。这是由于胎盘娩出后黄体酮水平下降导致乳房间质性水肿。

生理性乳胀属于原发性乳房肿胀，是产后正常的生理现象，每个产后妈妈都会经历，只不过有的人感受平稳，有的人则感觉难以忍受。生理性乳胀通常出现于产后第3～5天，由分娩后哺乳开始时的间质性水肿、哺乳频次少、代乳品的加入、母婴分离等多种因素造成。

继发性肿胀通常较晚发生，即当母亲的产奶量超过婴儿吸取的乳汁量，导致乳汁蓄积在乳房中。泵奶时的过度刺激、使用增加产奶的药物、降低婴儿喂养频率（断奶）或婴儿生病时，都可能导致继发性肿胀。

## 🍓 处理方法

预防原发性肿胀，重要的是做到产后"三早"（早接触、早开奶、早吸吮）。如果错失了"三早"也不要着急，可以通过保持正确的衔乳方式和哺乳姿势，以及每天不低于8次的哺乳频率来调整。如果是母婴分离的情况，母亲需要用手挤出乳汁或是吸奶器排出乳汁，维持泌乳和缓解乳房胀痛。

● 如果乳晕肿胀，在喂奶前用手挤出少量乳汁，这样做可以软化乳晕，方便宝宝衔乳。哺乳前妈妈可以将拇指和食指放在乳晕后方朝向胸壁按压，然后有节奏地朝乳头方向挤压。哺乳时，妈妈可以用手指固定乳头，方便宝宝衔乳。妈妈也可以在宝宝吸吮时有节奏地轻柔挤压乳房，这样可以促进乳汁的排出，缓解乳房肿胀。

● 对于不会手挤奶或是宝宝不在身边的母亲，正确使用吸奶器也能缓解乳房肿胀。然而，需要注意的是，过度使用吸奶器会刺激乳汁生成，从而加剧肿胀。吸奶器的选择和使用至关重要，需要寻求专业人士的帮助，吸奶器的喇叭罩有型号之分，要注意选择

和乳头匹配的尺码。吸奶器的泵奶频率和力度要调整舒适为宜。还要把控好泵奶时间，每次泵奶时间不要超过20分钟。

● 淋巴回流可减轻乳房肿胀，但一般需要专业人员操作，或是在专业人员的指导下，由家属完成。时间需要控制在40分钟以内。

● 在哺乳间期或哺乳之后冷敷可减轻肿胀和不适感。可以用冰凉的卷心菜叶避开乳晕进行冷敷。在乳汁排出通畅的情况下可以进行热敷，否则热敷会加重疼痛。

口服镇痛药，如布洛芬和对乙酰氨基酚，可减轻不适，但是这样不能解决乳房肿胀的根本问题。

> **切记！！不能大力按揉乳房，俗称暴力通乳。这会对乳房组织造成不可逆的损伤，严重者可导致乳腺炎的发生。**

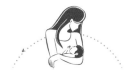

# 如何解决哺乳时的乳头受损和疼痛

### 🐾 乳头受损

乳头损伤通常是由不正确的母乳喂养技巧所致，尤其是哺乳姿势或衔乳方式不良。若婴儿不能恰当地衔乳，则可导致乳头擦伤、瘀斑、开裂和/或起泡。婴儿若有口腔异常（如舌系带过短或腭部畸形），那么其母亲有可能会发生乳头损伤。

首先需要评估哺乳的情况，调整哺乳姿势以及婴儿衔乳方式，防止在哺乳时，对乳头继续造成伤害。如果已经产生伤口，有开裂或擦伤，可暂停破损严重一侧的亲喂，改用手挤奶的方式将母乳挤出，喂给宝宝。如果不会用手挤出乳汁，可以使用吸奶器将乳汁泵出。注意正确使用吸奶器，每次不超20分钟，否则有乳头水肿风险。哺乳后应清洁乳头并保持伤口干燥，避免使用妨碍乳头干燥的胸垫。

乳头损伤的其他促发因素包括：乳房清洁方式粗暴、使用具有潜在刺激性的产品（包括胸垫）及婴儿咬乳头或口部运动问题。乳头损伤还与乳管堵塞、假丝酵母菌感染、细菌感染及乳房肿胀有关。

药物治疗：可使用抗生素软膏在患处涂抹。杆菌肽或莫匹罗星，在哺乳期使用是安全的。

在保证正确的哺乳姿势以及衔乳方式的情况下，产后7～10日乳头疼痛就会显著减轻。

## 🐾 乳头疼痛

对于初次哺乳的新手妈妈，乳头敏感通常在吸吮开始后约30秒至1分钟消退，并在产后第4日后减轻，在产后7～10日完全消失。创伤所致乳头疼痛在整个母乳喂养过程中会维持在同一水平或不断加重。严重疼痛或产后第1周之后仍存在疼痛则更可能是由乳头损伤所致。

哺乳应该是轻松舒适的，任何的疼痛都会降低母乳喂养持续性，严重的可导致泌乳量减少，从而影响到婴儿的摄入，影响母婴健康。

多数哺乳疼痛是因为新手妈妈对哺乳姿势不了解，宝宝衔乳问题所导致。经调整后疼痛依然存在的，需要找专业人士对母婴进行哺乳评估，不仅要全面采集母婴病史、检查母亲乳房、检查婴儿口腔结构，还要至少观察一次完整的哺乳过程。

一般导致乳头疼痛的原因有：①吸吮不当、衔乳不当或乳房创伤导致乳头损伤。这种情况多见于新手妈妈。母亲乳头形态问题，宝宝舌系带和唇系带问题也会导致乳头损伤。②乳头血管收缩。母亲患有雷诺综合征或有自身免疫性疾病病史。③没有正确使用吸奶器、泵奶时间较长、宝宝没有多次有效地吸吮，导致乳房肿胀。④疾病或饮食原因导致乳管堵塞。⑤乳头和乳房有破损导致细菌感染。⑥产奶量过多。⑦乳头皮炎/银屑病也会导致乳房疼痛。

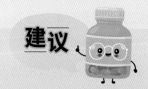

**建议**

建议宝妈以及家人，在产前学习哺乳技巧，并多加练习。宝妈在孕期，安排乳房形态的检查，可有效的减轻或避免产后哺乳带来的疼痛。产后哺乳有针刺样疼痛，乳头可能有破损或其他疾病。可以使用的止疼药是对乙酰氨基酚。用药只能缓解疼痛，并不能解决疼痛根本问题，建议咨询医生和泌乳相关的专业人员。

**专家连线——雷诺综合征**

　　雷诺综合征指的是身体小血管收缩的一种现象。因为血管收缩后血流减少，发生的部位就会先变白，接着因组织缺氧变紫，最后再因血管恢复流通后充血，又变成了红色。雷诺综合征最常发生在手指的位置，但身体其他部位也都有可能发生，当然，乳头也不例外。雷诺综合征最基本的成因是支配血管的神经受到刺激造成过度敏感所致，常见的诱发因子有寒冷、情绪波动等。

　　保暖是解决雷诺综合征的关键。硝苯地平是一种强效扩血管钙通道阻滞剂，属于处方药，需要在医生或药师的指导下使用。

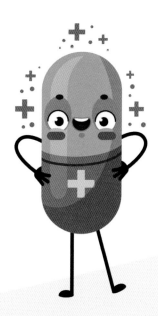

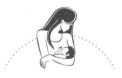

# "堵奶"能用药物解决吗

乳管堵塞又叫堵奶，是由于乳腺导管内的乳汁在局部发生淤积，从而导致了乳腺组织的肿胀。使用药物不能解决这一问题，但是部分药物可以缓解疼痛（布洛芬和对乙酰氨基酚）。

乳管堵塞时通常没有全身不适的感觉，也不发热，但乳房局部可触及包块，可伴有压痛感和胀痛感。除了乳腺导管堵塞外，哺乳期女性也可能发生乳头孔导管堵塞，形成乳头末端的白点或水泡，通常称为奶泡。

## 导致堵塞的原因

有乳房手术或活检史、喂养技巧不佳、衣服穿着过紧（包括胸罩不合身）、突然减少哺乳、乳房肿胀及乳导管内细菌感染、母乳喂养的方式不对、婴儿不能有效吸吮乳汁等问题均会导致乳汁不能充分排空而淤积，从而导致乳管阻塞。

## 处理方法

不要停止亲喂宝宝，这样会加重堵塞。首先，评估哺乳姿势及衔乳方式，如有不对及时纠正。其次，可以冷敷有包块的区域，并请专业人员使用正确的手法疏通。

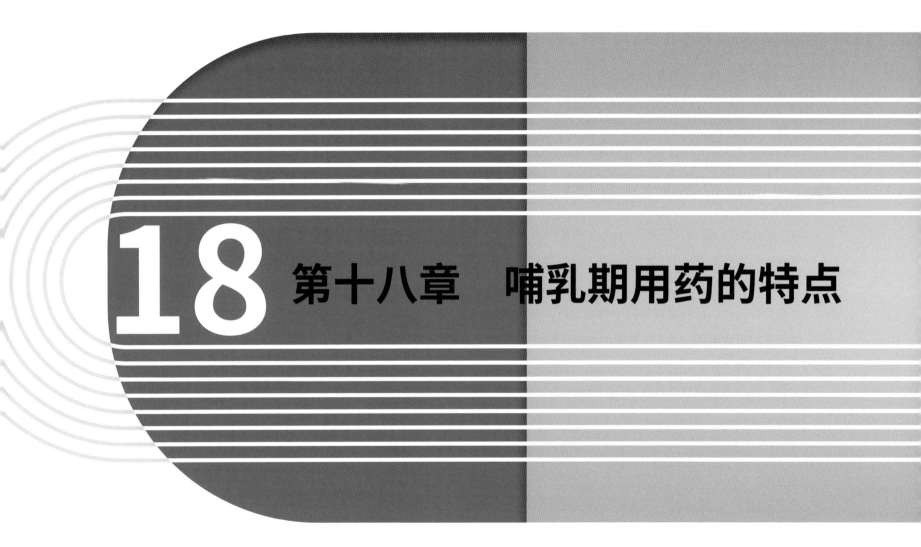

# 18

# 第十八章　哺乳期用药的特点

与孕期一样，哺乳期用药也会让妈妈们担心：不用药怕耽误病情，用药又担心药物通过乳汁影响宝宝健康。在哺乳期难免会遇到需要用药的时候，了解药物对母乳的影响，可以避免不必要的停乳。许多药品说明书里会写有哺乳期"禁用""慎用""不详"等术语。

药品说明书具有法律效力，为了避免可能发生法律纠纷和用药后的不确定因素，往往建议哺乳期女性暂停或停止母乳喂养。同样，药品说明书又存在用药信息的滞后性。**母乳喂养有利于母婴双方，哺乳期女性既不应盲目用药，也不应草率地放弃母乳喂养。**

母亲在用药后，药物首先被母体吸收后进入血液循环，然后随血液循环到达药用部位发挥药效，最后被排出体外。

药物要想通过乳汁进入到宝宝的血液也很不容易。首先，要考虑母体因素和婴儿吸收的能力；其次，要考虑药物自身的特性。

经历了母体的应用，大量的药物在母体内被应用、消耗、排出。只有少量通过血乳屏障的药物才能进入乳汁，并且大多数药物是很难通过血乳屏障的。经过种种的"折腾"，到达宝宝体内的药量所剩无几，对宝宝的伤害也就没有多少了。Hales博士在《药物与母乳喂养》一书中提到，只有约1%的药物会进入乳汁。

正如我们之前提到的，母婴是一个整体，在用药的选择上，不可将母亲与婴儿分开来评估。药物的本身特性很重要，但母婴的情况才是评估用药的关键，要了解母亲吸收、代谢、排出药物的能力；还要了解婴儿的月龄、吸收、解毒、排出药物的能力。医生不能在不知道婴儿月龄的情况下，给出用药方案。

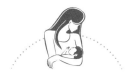

# 新生儿药物代谢特征

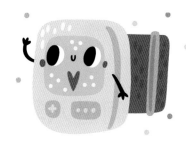

　　婴儿对药物的吸收、代谢、排出能力强弱都取决于其月龄与成熟度。例如1个月的婴儿与出生1周的婴儿相比，1周的婴儿的母亲用药需谨慎。比如哺乳期女性服用了氨茶碱，这个药对新生儿而言很难被代谢，但能被1岁的婴儿代谢，并且不会在体内累积。

将药物对婴儿的影响风险分为以下3个等级：

　　● 低风险（6～18个月）。产后1年一般泌乳量较小，转运到婴儿的量也很小。风险程度低代表婴儿受母亲药物影响小。

　　● 中风险（小于6个月）。

　　● 高风险（新生儿、早产儿、肾功能不全或情况不稳定的婴儿）。

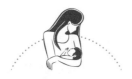

# 药物是如何进入乳汁的

从哺乳期母乳对于母婴的益处和风险来看，哺乳期母亲用药后，不可轻易"断奶或是停止哺乳"，说明书对于哺乳期用药指导不太全面，可以参考药理毒理学中的药物代谢动力学的知识进行科学的用药分析。为哺乳期妈妈提供合理用药的个体化方案。

药物转运到乳汁很大程度上取决于药物的生物化学特性，如分子量、脂溶性、表观分布容积、血浆蛋白结合、酸碱度、半衰期、相对婴儿剂量、生物利用度等。

## 🐾 药物在母体血浆浓度（母乳血浆浓度比 M/P ）

不同药物进入乳汁的量和持续的时间不同，药物进入到乳汁的唯一渠道是母体血浆。药物在乳汁和血浆中的比值，又称乳汁血浆比值（milk/plasma，M/P），这个比值可作为衡量药物在乳汁中含量的指标。理论上推荐哺乳期用M/P值小于1的药物相对安全。然而M/P值在不同的学科中会有差别，就是同一个母亲不同时期乳汁的变化也会使M/P比值发生变化。M/P值可在药学专业书籍中查到。如果M/P＞1，说明这个药品在乳汁中的浓度很高。如果M/P＜1，代表只有很少一部分药品进入了乳汁（这是很好的）。

进入乳汁的药物的量从根本上取决于母亲的血药浓度。如果一个药品的M/P较高，可是它的血药浓度很低，那么进入乳汁药品的浓度仍然很低。

### 🌿 药物分子量（MW）

分子量是决定药物能否进入乳汁的重要因素之一。分子量越小的药物越容易进入乳汁。分子量小于200的水溶性药物可直接通过细胞膜上的膜孔进入乳汁。一些蛋白类药物分子量大，它们很难进入乳汁。因此，我们应当选择一些分子量大的药物以减少药物进入乳汁对婴儿造成伤害。

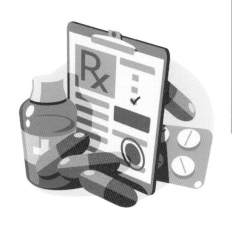

### 🌿 母婴对药物的口服生物利用度（F）

口服生物利用度低的药物要么在肠胃内的吸收不好，要么在肠道内被破坏，要么在进入血液系统前被肝脏代谢。

如果母亲服用了口服不吸收的药物，如口服万古霉素、氢氧化镁、硫酸镁等，药物不能在血液中形成一定的浓度，那么药物对婴儿也就没有风险可言。

### 🌿 药物的血浆蛋白结合率（PB）

大部分的药物以结合血浆蛋白和其他蛋白质的形式在体内循环。如果某种药的蛋白结合率很高，那么它很难进入乳汁当中。药物的血浆蛋白结合率越高，进入乳汁的可能性越低。为了减少哺乳期间婴儿从乳汁中获取的药物，我们应该选择有高蛋白结合率的药物，一般选蛋白结合率在90%以上的药物。

药物转运到乳汁里，速度最快或数量最多的是高脂溶性、不带电荷低分子量和与母体血浆蛋白结合很少或是不结合的药物。大多数药物，可能只有不到母体药量的1%～2%被转运到母乳中。

## 🌿 半衰期（T½）

根据药物进出乳汁的生理化学特性，哺乳期女性可以选择半衰期短的药物，服药后可以暂时不哺乳，以避开母体血药浓度高的时间段。如果哺乳期服药了，那么推荐间隔所服用药物的5～6个半衰期之后恢复哺乳。

## 🌿 相对婴儿剂量（RID）

相对婴儿剂量是婴儿从乳汁中获得的药物剂量与母亲摄入药物剂量的比值。用这样的方法，我们可以知道，婴儿从母亲那里摄取了百分之多少的药物剂量。许多医务工作者现在喜欢用这个方法，因为它更好地告诉我们有多少药物相对剂量转化给了婴儿。大多数研究者认为RID＜10%对于婴儿来说是比较安全的。

## 🌿 酸碱性

乳汁相对于血浆偏弱酸性，弱酸性药物在血浆中比弱碱性药物较易解离，难以通过血乳屏障。药物酸性越弱，越易通过血乳屏障。

## 🌿 脂溶性

脂溶性高的非离子型药物易通过富含脂质的细胞而溶于母乳的脂肪中。脂肪在初乳期、过渡乳期和成熟乳期的乳汁中的含量不同，1天之内脂肪含量也在变化，因此高脂溶性药物在乳汁中的药物浓度也随之变化。

## 🌿 表观分布容积（Vd）

表观分布容积是指静脉注射一定量药物（A）后，按测得的血浆浓度（C）计算该药占有的血浆容积，即Vd=A/C。表观分布容积大的药物在母体血浆和乳汁中的浓度高峰持续时间短。

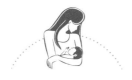

# 母乳中药物对宝宝的影响

大多数药物通过乳汁进入婴儿体内的量是有限的。对于早产儿、新生儿，半衰期长的药物可以在其体内蓄积。

哺乳期母亲服用以下几类药物会引起宝宝不适：

抗生素可能引起宝宝腹泻。

镇痛药、麻醉药、镇静药、抗抑郁药、抗癫痫药可产生镇静效果。

抗组胺药物可致过敏。

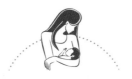

# 哺乳期需要特别注意的药物

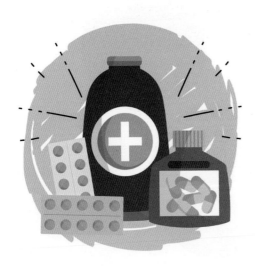

● 抗肿瘤药物，如甲氨蝶呤、环磷酰胺、表柔比星、长春新碱等。

● 放射性药物，如131-碘等。

● 一些精神药物和抗癫痫药的联合治疗，如舒必利、卡马西平等。

● 含碘造影剂、含碘祛痰药以及广泛的含碘消毒剂，如优维显（碘普罗胺）、碘化钾等。

● 阿片类活性肽用量超过单剂量时最多使用2天，如吗啡、可待因等。

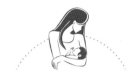

# 哺乳期用药的安全参考资料

《药物与母乳喂养》的主编，临床药理学家、儿科学教授Thomas W. Hale提出的哺乳期药物安全等级分类在临床上广为应用。Hale教授将药物安全性分为L1~L5，5个等级，他还列出了乳汁/血浆比、理论婴儿剂量、相对婴儿剂量，大致评价了药物的安全性。

L1（最安全）：在哺乳期妇女的对照研究中，没有发现该类药物对婴儿有危害的证据，或对婴儿的影响很微弱。

L2（较安全）：在有限数量哺乳期女性的对照研究中，未发现该类药物有明确副作用，或者还未有危险性的相关证据。

L3（中等安全）：本类药物只有在权衡对婴儿的利大于弊的情况下可使用。

L4（可能危险）：哺乳期女性处在生命危急或严重疾病的情况下，如果其他较安全的药物不能使用或使用无效时，且考虑使用本类药物的利大于弊后方可使用。

L5（禁用）：本类药物禁用于哺乳期女性。

一般情况下，L1~L2级的药物不影响母乳的喂养，母亲服用这一级别的药物时不需要暂停或是停止哺乳。L3级的药物，在用药上有一定的风险存在，在使用时需要权衡母婴利弊，所以必须有临床医生的诊断，并在医生的指导下才能使用该类药品。L4～L5级的药物，在哺乳期如果需要使用，就不得不停止哺乳了。

对于目前市面上的药品，其使用说明上的哺乳期用药信息较少，有的药物甚至没有提及。但是妈妈们也不要轻易采取停药或是停止哺乳的措施。对于宝宝而言，有些药物带来的伤害远不及停止哺乳造成的伤害。

以下是常用的哺乳期用药参考工具以及各自的优缺点。

● LactMed。LactMed 源自美国国家医学图书馆（NLM）毒理学数据网络（TOXNET）。LactMed 包括有关药物在母乳和婴儿血液中的含量的信息，以及哺乳期用药对婴儿可能产生的不良影响。它提供哺乳期妇女可能会接触的药物及其他相关信息，包括：①药物在乳汁、婴儿血液中的分布水平；②受乳婴儿的潜在风险；③可替换药物等。数据库信息均基于系统检索并经同行评议，数据每月更新，所有数据均来自科学文献并得到充分验证。

◆ e-lactancia。e-lactancia 是一个由西班牙儿科医生创建的免费数据库，可查询影响母乳喂养各种因素的相关数据，包括药物、医疗操作以及乳母和乳儿疾病等。e-lactancia 内容主要包括哺乳期药物的危险等级、药代和药动学参数、乳汁/血浆比值（M/P）、理论剂量、相对剂量。

◆ 药品说明书。药品说明书中关于哺乳期用药的信息往往不全，但它具有法律效力，在药物的使用上，医生和药师需要提供患者循证医学的用药信息，让患者知道用药后存在的风险。

◆ 丁香园用药助手APP。该APP使用方便，但查看用药等级需要付费。

◆ Thomas W Hale教授的著作《药物与母乳养》。

◆ UP to date。使用UP to date需要付费，有网页版、手机APP，提供中文和英文服务。

◆ Pubmed。该网站信息免费，更新较快，全英文网页，可用带有翻译功能的浏览器打开阅读使用。

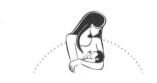

# 哺乳期用药原则

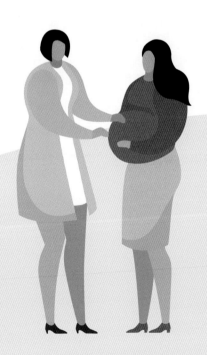

## 临床诊断是关键

哺乳期遇到身体不适，如果是自愈型的疾病，如普通感冒，可以通过改善饮食及生活习惯的方式予以缓解，不用服药。如果是病情进展加重，没有缓解，如持续性的高热，全身或是某一部位疼痛难忍，那么及时就医是最好选择。此时硬抗对母亲和宝宝都是最大的伤害，甚至会延误病情。

经临床医生诊断后，针对病因用药可以缓解身体不适、缩短病程、治愈疾病。

## 合理用药不随意

剂量够，疗效到；剂量减，危害大；医师药师指导用药既安全又好得快。

如果在哺乳期确实需要药物治疗，请务必在医生和药师的指导下服药。用药期间不要随意更改剂量或自行停药。药物不会因为少吃一点就不进入乳汁，相反，药量不足以达到治疗剂量，反而会加重病情使病程延长。不可自行停药，比如抗生素，如果不按疗程服用，就容易产生耐药性，之后用药等于无效。

## 🍀 药物成分看一看

许多人认为中草药无害、中成药很安全，这种观点是错误的。哺乳期用药建议对症单一用药。

中草药、中成药、复方制剂的成分复杂，药物使用说明书中列出的只是主要成分，并非所有成分，妊娠期和哺乳期使用的安全性不明确，不良反应难以区分。

## 🍀 先喂奶，后吃药

哺乳期妈妈服药的时间可以根据宝宝吃奶的时间进行调整。比如一天一次用药，可以选择晚上哺乳之后服药。一天三次服药，也选在宝宝吃过母乳后再吃药。通常每次哺乳时间间隔在3～4小时，多数药物在此期间可完成代谢。如遇特殊药物，须暂停哺乳，可以提前留存母乳，在服药期间喂宝宝。暂停哺乳期间，妈妈可以通过手挤奶或正确使用吸奶器来排乳，这样做可以避免乳房胀得难受、维持泌乳、避免乳腺炎。康复后可以恢复母乳喂养。

母亲使用抗生素时，要监测宝宝是否有胃肠道菌群失调的情况，如有宝宝哭闹、排便次数增多、水样大便等腹泻情况的发生，请暂停母乳喂养，改用其他哺喂方式。

## 🍀 尽量避免使用药物

一些自限性疾病可以通过物理治疗、改善饮食和生活习惯等方式来干预。不推荐服用中药、大剂量维生素、特殊的补品。

## 🍀 哺乳期间不随意停奶、停药

结合母婴的具体情况，参考药物特性，以循证医学为指导，合理用药。

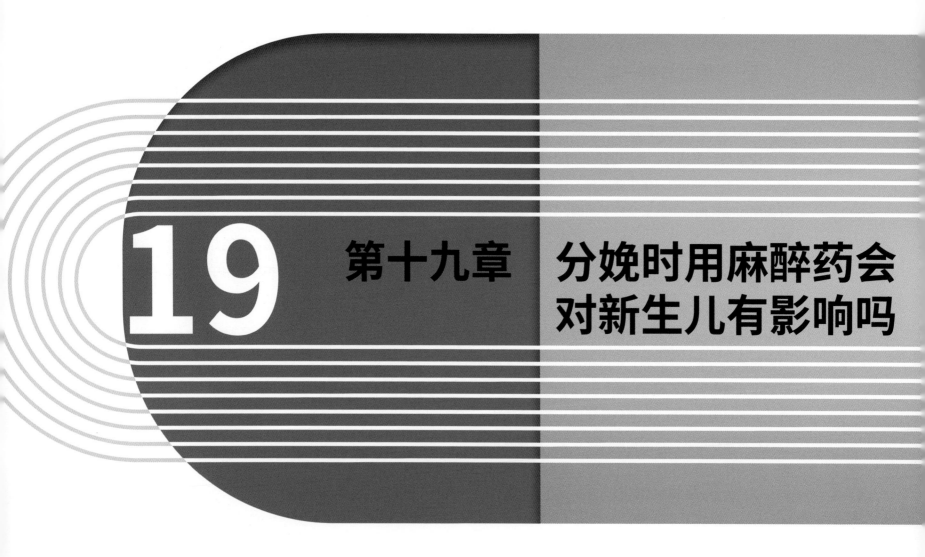

**19**

第十九章　分娩时用麻醉药会
对新生儿有影响吗

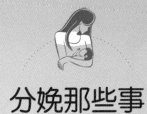

# 分娩那些事

 **临产和分娩过程中有多疼？**

临产和分娩过程中的疼痛主要是子宫收缩引起的。不同的人对疼痛的感受不同，疼痛的程度通常与胎儿在子宫内的位置，胎儿的大小有关。通常情况下，临产的早期疼痛感较轻，能够忍受，随着分娩临近，疼痛逐渐加重。

### 什么时候去医院

　　如果"见红"只是出现了淡淡的血丝，量也不多，也没有规律的子宫收缩，就不必急着入院，可先留家观察，做好入院前的准备。如果见红出血的量超过半个手掌大小，那么就要入院待产了。如果流出鲜血，出血量大大超过月经量，很有可能不是见红，而是产前出血疾病，如胎盘早剥，前置胎盘等，则应刻不容缓去医院。如果"破水"也应该及时去医院。

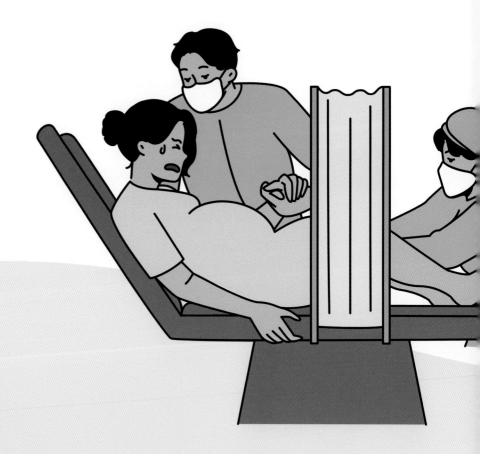

## 🐝 分娩疼痛有什么影响

宫缩、背痛和会阴受压可导致临产时疼痛。剧烈阵痛可增加耗氧量，过度通气（动脉$CO_2$分压<20mmHg）导致低碳和呼吸性碱中毒，严重的低碳酸血症可抑制宫缩间期的呼吸驱动，导致产妇出现低氧血症、头晕目眩，极少情况下还可导致意识丧失。分娩疼痛还可导致外周血管阻力、心输出量、血压的升高，减少胎盘血液灌注等。

## 🐝 对于分娩疼痛可以怎么缓解

不论是自然分娩还是剖宫产，都可以借助药物来缓解疼痛，降低分娩期疼痛带来的影响。

除了借助药物之外，还可以采用非药物的方法（如导乐、呼吸技巧、听觉镇痛、抚摸或按摩、瑜伽、催眠、水中浸泡等）来缓解临产痛。非药物性方法并不能消除临产痛，而是帮助产妇更好应对临产痛，并维持分娩过程中的个人控制感，从而减少心理痛苦。

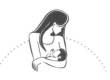

# 麻醉药

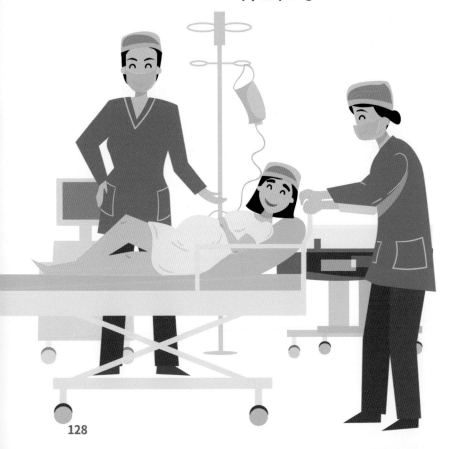

缓解分娩疼痛的药物根据作用部位的不同分为全身性和局部性。全身性用药途径包括静脉给药、肌内注射和吸入。局部麻醉措施（椎管内）包括硬膜外麻醉、腰部麻醉，以及硬膜外麻醉联合腰部麻醉。这些是分娩过程中最常用的镇痛方法。普遍认为，椎管内给药是唯一有效的缓解临产和分娩疼痛的方式，也可给予局部注射以阻滞宫颈旁或阴部神经。

最常用的全身性镇痛药物是阿片类或阿片受体激动-拮抗剂，缓解临产疼痛时，若不能选择椎管内镇痛，可给予阿片类药物。全身性阿片类药物（如哌替啶和吗啡）可通过诱导嗜睡发挥缓解疼痛的作用。阿片类药物还能通过胎盘，可能在宫内表现为降低胎心率，在新生儿中表现为呼吸抑制和神经行为改变，用药时须谨慎，禁止长期使用。

全身或是硬膜外使用的阿片类药物，会迅速进入母体循环，通过胎盘与胎儿循环达到平衡。然而，临产镇痛时使用低浓度脂溶性阿片类药物（如芬太尼和舒芬太尼）极少导致胎儿体内药物蓄积，对新生儿呼吸或新生儿行为影响不大。

母亲在分娩时使用阿片类药物，会降低分娩时的催产素水平，间接或直接影响到其泌乳素和其他激素的分泌，还会影响产后当天和第二天的催产素和催乳素水平。

剖宫产的产妇术后使用自控镇痛泵（PCA）可以在最小给药时间间隔内通过静脉给予设定剂量的药物，产妇以及家人需要认真学习PCA的使用方法以及什么情况下给药。

芬太尼是短效阿片类药物，有效缓解疼痛，副作用风险低，常用于临产镇痛。

瑞芬太尼是超短效阿片类药物，用于临产镇痛有快速起效和快速代谢的优点。该药的代谢通过非特异性血浆和组织酯酶，所以尽管该药能快速通过胎盘，但也能在胎儿体内被快速代谢，一般不会引起新生儿抑制。该药起效时间为30～60秒，达峰时间为2.5分钟。在一次宫缩开始时给药，就很可能在下一次宫缩时发挥镇痛作用。

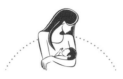

# 硬膜外麻醉是否会导致所产婴儿出现自闭症

截至2020年，没有任何研究明确证实临产硬膜外麻醉会引起所产婴儿出现孤独症（自闭症）谱系障碍（autism spectrum disorder，ASD）或其他行为或学习障碍，也没有证据表明选择其他分娩疼痛缓解方法或不缓解疼痛会降低孤独症或其他障碍发生的风险。

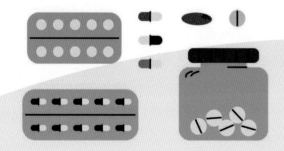

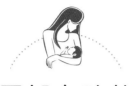

# 局部麻醉药

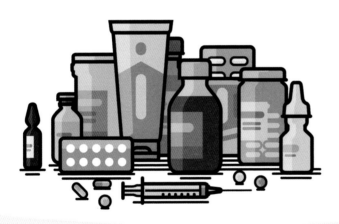

有些妈妈在哺乳期可能需要拔牙或接受其他小手术。这些小型手术中常用镇痛药物有利多卡因、布比卡因，其口服生物利用度低，分泌到乳汁的量少，对于婴儿的影响程度较小。罗哌卡因通常与芬太尼合用，目前没有有力的临床数据显示其有不良影响。罗哌卡因也可以与肾上腺素联合使用，使用这类药物不需要中断哺乳。

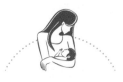

# 其他与麻醉相关的药物

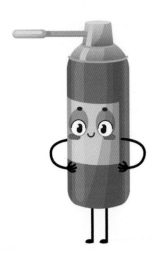

丙泊酚，作为诱导麻醉的药物（2.5mg/kg）在剖宫产手术和无痛分娩手术前使用。丙泊酚通过胎盘的量较高，可维持30分钟的麻醉效果，4～8小时后母体血液中丙泊酚浓度下降至0.12～0.97μg/mL，因此其进入到乳汁中的量有限，在24小时内进入到乳汁的量不到母体剂量的0.1%，用药后不需要停母乳。

吸入性麻醉药（地氟烷、恩氟烷、氟烷、七氟烷等）进入乳汁的量尚不明确，预计不良影响风险低，可以在母亲清醒后进行母乳喂养。

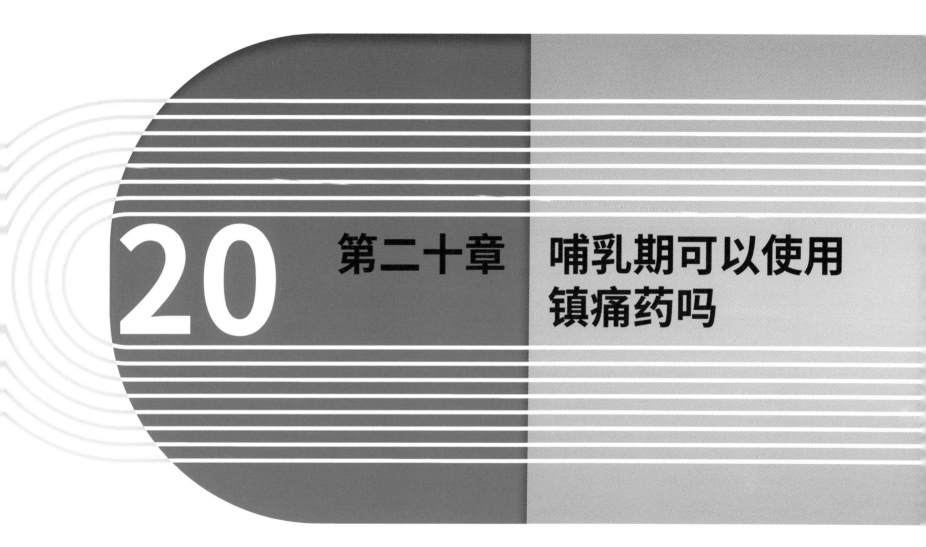

**20** 第二十章 哺乳期可以使用
镇痛药吗

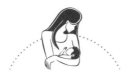

# 非阿片类镇痛药

非阿片类镇痛药不如阿片类止疼效果明显，但在第一产程早期应用可缓解一定程度的疼痛。对乙酰氨基酚和布洛芬是哺乳期治疗疼痛的首选药物，但在使用时要注意剂量的控制，以免造成损伤，在哺乳期按说明书用量使用，不会对婴儿造成伤害。

以下是几种常用的非阿片类镇痛药。

## 阿司匹林

阿司匹林用于镇痛时（剂量＞500毫克/天），与血小板功能障碍、儿童患瑞氏综合征有关，因此，哺乳期应避免使用阿司匹林止痛。如果是小剂量使用（100～300毫克/天）则在母乳喂养的婴儿身上几乎没有副作用。

## 对乙酰氨基酚

对乙酰氨基酚的半衰期为2.6小时，哺乳期母亲用药则婴儿摄入药量不到母体药量的0.1%。在哺乳期使用安全，并且是婴儿和儿童发热止痛的首选药物。

## 布洛芬

半衰期短、代谢产物无活性是布洛芬的特点，它是哺乳期首选的非甾体抗炎药。

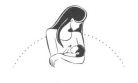

# 非甾体抗炎药

根据美国儿科医学会（AAP）评估，布洛芬、奈普生、双氯芬酸、吲哚美辛、酮咯酸、吡罗昔康、氟比洛芬酯可以在哺乳期使用。上述药物是酸性的，脂溶性差，与血浆蛋白结合高达99%，M/P值很低。

在哺乳期间，非甾体抗炎药的使用首选布洛芬、双氯芬酸、吲哚美辛和酮洛芬。四者都可以用于系统治疗或是短期治疗。哺乳期避免反复使用吡罗昔康和奈普生，因其有较长的半衰期。

### 布洛芬

半衰期为2小时，进入乳汁的量最少，可用于缓解牙痛。

### 双氯芬酸

半衰期较短（1～2小时），目前没有数据证明其向乳汁转运，药动学没有副作用。

### 吲哚美辛

半衰期为4小时。虽然转运到乳汁的量少，但吲哚美辛对肾功能有潜在的副作用，在新生儿体内的半衰期长，哺乳期不适合重复给药。

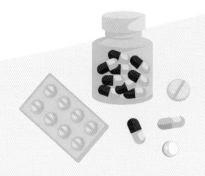

### 塞来昔布

塞来昔布是脂溶性物质，因此容易进入乳汁。但是它与血浆蛋白的结合力高达97%，同时还是高容量分布药物，所以塞来昔布转运到乳汁中的量有限。但其对于婴儿肾功能有不利影响，建议哺乳期母亲避免使用，如果是足月出生的婴儿，可以考虑短暂使用塞来昔布，单剂量使用不需要限制哺乳。

### 酮咯酸

《酮咯酸镇痛专家共识》指出，酮咯酸可安全用于哺乳期妇女的镇痛治疗。

### 氟比洛芬酯

氟比洛芬酯进入人体后会在羟基酯酶的作用下迅速水解成氟比洛芬发挥作用。有研究证明，氟比洛芬酯可作为哺乳期可用的非甾体抗炎药之一。

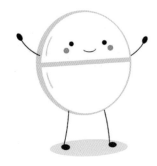

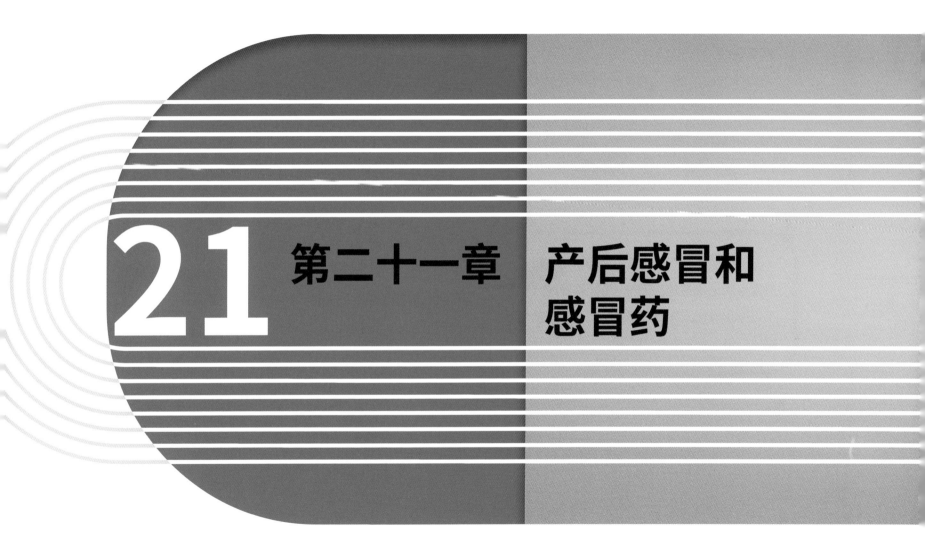

# 21 第二十一章 产后感冒和感冒药

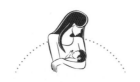

# 哺乳期感冒

对于成年人而言，建议普通感冒不用药，感冒症状通常持续3~7日，母乳喂养的宝宝也不用停止母乳。与母亲感冒给宝宝带来的风险相比，停止母乳喂养带给宝宝的风险更高。

感冒是很常见的疾病，可分为普通感冒和流行性感冒。通常情况下普通感冒不需要药物的干预也会痊愈。如果出现持续或间接性发热（体温＞38℃），伴有全身酸痛等较重的症状则多为"流感"。患流感的哺乳期女性应及时就医。

感冒时所产生的症状，是机体做出的保护性表现。在哺乳期，如果母亲感冒了，母乳的成分也会随之改变，母乳所含的免疫因子增多，所以不必因为感冒而停止母乳喂养，乳汁里没有病毒。但如果母亲患"流感"，则应咨询医生了解哺乳注意事项。

许多病毒可在鼻腔、口腔、咽部或气道寄生，从而导致感冒症状。

引起普通感冒的致病菌可在桌子、门把手和其他表面上存活至少2个小时。经常用肥皂和水清洗双手有助于预防流感和其他疾病的传播。

除勤洗手以外，出现感冒症状的人任接触婴儿时，还需要佩戴口罩。

某些情况下感冒可能会导致更严重的问题，可能引起耳部感染、哮喘症状加重、鼻窦感染、肺炎或支气管炎（肺部感染）。

如果出现以下症状请立即就医：

● 味觉或嗅觉丧失。

● 体温超过38℃，并伴有寒战、食欲丧失、呼吸困难。

● 有肺部疾病，如肺气肿或哮喘。

● 咳嗽或深呼吸时胸痛、呼吸困难或咳血。

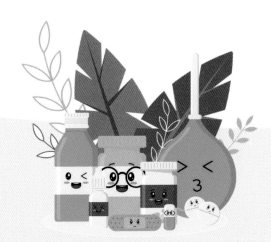

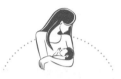

# 哺乳期感冒用药

对于普通感冒，用药并不会使病程缩短，吃药只能缓解感冒的症状。如果感冒症状影响到生活和工作才需要使用药物。如果在哺乳期需要用药，建议在专业的医师或药师的指导下用药，对症治疗，合理用药。

● 疼痛、发热（体温达38.5℃以上）：口服布洛芬或对乙酰氨基酚。这两种药物在哺乳期服用是安全的，但需要按照说明书上的用法用量服药。

● 鼻塞、流鼻涕、打喷嚏：可以使用氯雷他定（属于哺乳期L1级），一日一次，一次10mg。虽然该药和活性代谢产物存在于母乳中，但其相对婴儿剂量（RID）计算为1.1%。一般来说，当RID＜10%时，母乳喂养被认为是可接受的。

● 咳嗽：在整个感冒过程中，咳嗽持续的时间相对较长。在止咳药物的选择上要避免含有酒精（乙醇）成分的糖浆制剂。

● 祛痰：乙酰半胱氨酸、盐酸氨溴索、溴己新可在哺乳期使用。

不建议使用的药物有：复方感冒药（成分复杂，容易造成药物过量）、抗生素（阿莫西林、头孢类）、抗病毒类药物。维生素C对于治疗感冒是无效的。含锌的药物可引起不良反应，包括味道不适和恶心，鼻内使用可致永久性的嗅觉丧失，所以也不推荐使用。想要避免感冒，建议规律作息，提高免疫力，接种流感疫苗。

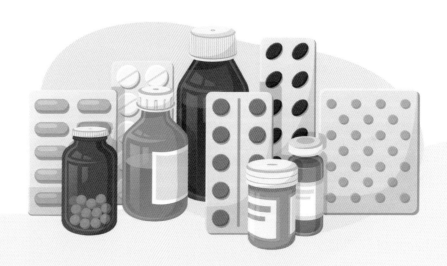

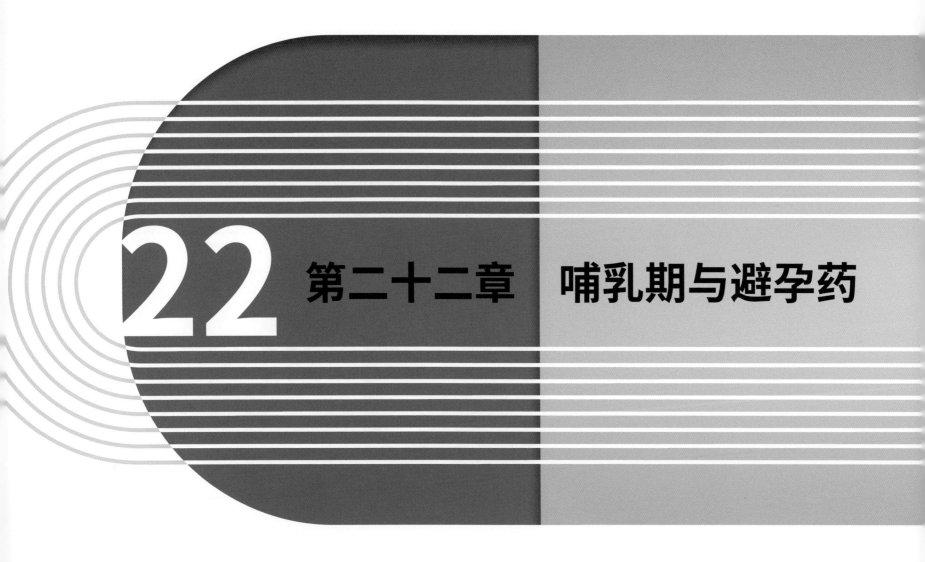

# 22 第二十二章　哺乳期与避孕药

产后哺乳期闭经避孕法（lactational amenorrhea method，LAM），有效率达98%。哺乳期使用避孕药需要满足3个条件：哺乳、闭经以及月龄，这3个条件缺一不可。

**哺乳**

纯母乳或者几乎纯母乳喂养，母乳喂养的间隔不超过4～6小时，可偶尔补充喂养，但是母乳喂养的频率不受影响。

**闭经**

月经恢复的定义是产后56天有任何出血，或者任何连续两天以上的出血。

**月龄**

产后6个月内。

雌激素避孕药会影响乳汁分泌量，建议妈妈在乳汁量分泌充足的情况下使用。

⚫ 复方口服避孕药（COC）需要每日服用，有失效的可能性。

⚫ 含雌激素的阴道环可每周使用一次，在母乳喂养充足，建立好泌乳/乳量后使用。使用阴道环有血栓风险，难以避免药物相互作用，用药禁忌较多。

⚫ 紧急避孕药是指联合使用雌激素/孕激素丸剂、孕激素丸、左炔诺孕酮（毓婷）、米非司酮、乌利司他、含酮IUD。72小时内使用最有效，米非司酮哺乳期的使用数据较少，其相对婴儿剂量约不足1.5%，并且目前没有对哺乳婴儿的负面影响报道。在服用毓婷后须暂停哺乳3～4小时。

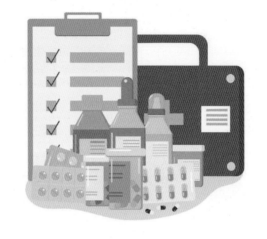

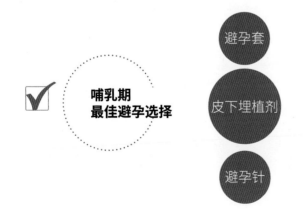

**哺乳期
最佳避孕选择**

避孕套

皮下埋植剂

避孕针

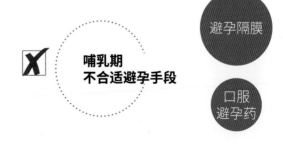

**哺乳期
不合适避孕手段**

避孕隔膜

口服
避孕药

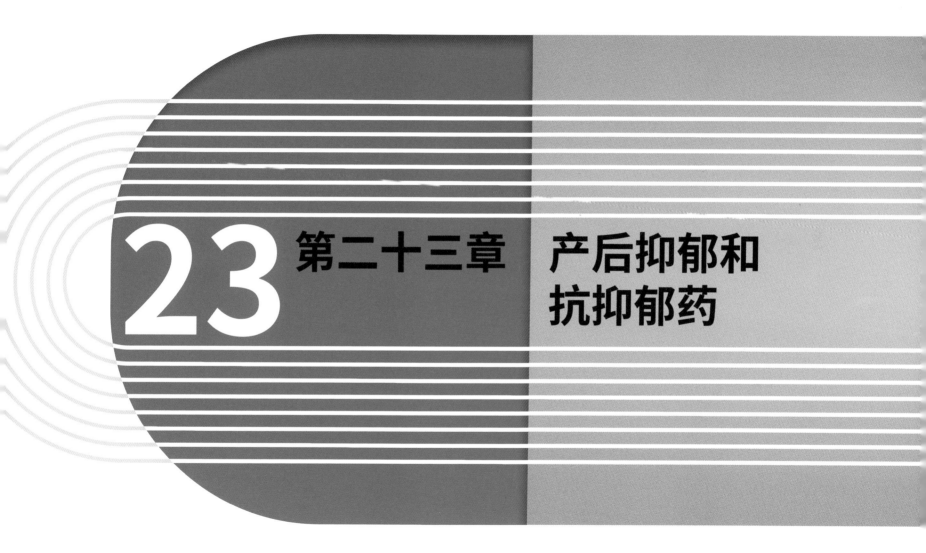

23 第二十三章 产后抑郁和
抗抑郁药

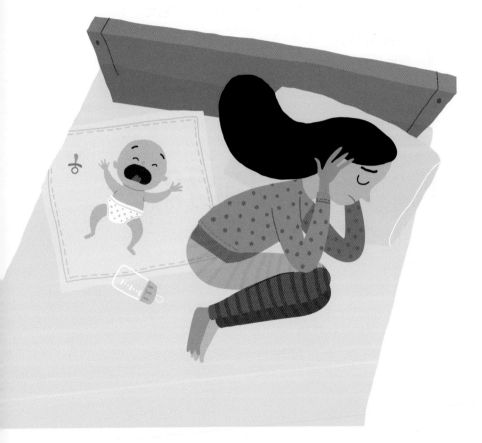

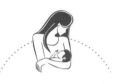

# 什么是产后抑郁

产后抑郁症（PPD），又称为妊娠相关性情绪障碍，是最常见和最严重的产后状况之一。在我国每年平均有1500万的新手妈妈，60%～80% 的围生期女性有不同程度的抑郁情绪。其中，大多数女性会在几周内好转，约有20% 会发展为临床抑郁症，且在极少数情况下发展成严重抑郁症，甚至酿成悲剧。

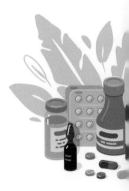

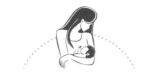

# 产后情绪划分

产后情绪障碍在产后阶段很常见，根据症状持续的时间和严重程度的不同可划分为**产后忧郁、产后精神病、产后抑郁症等。**

产后忧郁是一种情绪变化，约30%~80%的女性在产后出现忧郁，表现为失眠，食欲减退和不堪重负的感觉。这是一种短暂的情况，通常在产后第5天达到高峰并在第10天结束。与产后抑郁症不同的是，产后忧郁不会对婴幼儿产生不利影响。

产后抑郁症是一种削弱社交和职业功能的重型抑郁症，其会给产妇带来严重的困扰。如果不治疗，症状可能持续14天以上，甚至可持续几个月到1年。

产后精神病是一种精神上的紧急状况，其特征是行为偏执、出现幻觉、妄想、有潜在的自杀和/或杀婴风险。部分有产后精神病的女性有精神病或躁郁症的既往史，25%~50%患有双向性精神障碍的女性有发生产后精神病的风险。

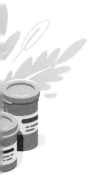

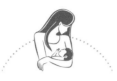

# 引起产后抑郁的因素

部分女性在孕期就有抑郁情绪，并维持到产后，这种情况称为围生期抑郁。到目前为止，对于围生期抑郁的产生原因，国际上还没有明确的结论。部分研究指出，分娩后生殖激素水平的快速下降可能是导致产后抑郁的重要原因。

数种激素的血清浓度变化与产后抑郁相关，包括雌激素和孕激素、糖皮质激素、褪黑素、催产素及甲状腺激素的变化。尽管激素水平在妊娠期和产后都会波动，但对这些正常变化的敏感性增加也会使女性易患抑郁。例如，某些基因在海马体中的活性差异可能会使女性对产后雌激素的下降更敏感，而增加其对产后抑郁的易感性。

分娩后，黄体酮和雌激素水平迅速下降，在3天内就恢复到孕前水平。激素的急剧变化给产妇带来了抑郁的风险，所以产后情绪低落（baby blues）一般是从产后第3天开始出现的。

但是，也有研究显示，有些新生儿的父亲和刚刚领养孩子的母亲也会出现产后抑郁的症状，而他们并没有经历分娩后内分泌变化的生理过程，这也说明生物学解释并不是围生期抑郁的单一原因。

产后抑郁经治疗后可缓解，若不进行干预可进展为持续性（慢性）抑郁障碍。因此，对产后抑郁要引起重视。

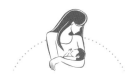

# 产后抑郁症筛查——爱丁堡
# 产后抑郁自评量表（EPDS）

爱丁堡产后抑郁自评量表（EPDS）是应用最广泛的自评量表，包括10项内容，根据症状的严重度，每项内容分4级评分（0、1、2、3分），于产后2～6周进行，完成量表评定约需5分钟。10个项目分值的总和为总分。总分在12～13者可能患有不同程度的抑郁性疾病。总分相加≥13分者可诊断为产后抑郁症。

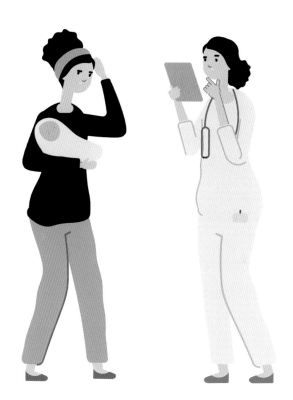

请选择哪个选项最能反映你过去7天的感受。

在过去的7天内：

▌我能看到事物有趣的一面，并笑得开心

A. 同以前一样

B. 没有以前那么多

C. 肯定比以前少

D. 完全不能

▌我欣然期待未来的一切

A. 同以前一样

B. 没有以前那么多

C. 肯定比以前少

D. 完全不能

▌当事情出错时，我会不必要地责备自己

A. 没有这样

B. 不经常这样

C. 有时会这样

D. 大部分时候会这样

▌我无缘无故感到焦虑和担心

A. 一点也没有

B. 极少这样

C. 有时候这样

D. 经常这样

▌我无缘无故感到害怕和惊慌

A. 一点也没有

B. 不经常这样

C. 有时候这样

D. 相当多时候这样

▌很多事情冲着我来，使我透不过气

A. 我一直像平时那样应付得好

B. 大部分时候我都能像平时那样应付得好

C. 有时候我不能像平时那样应付得好

D. 大多数时候我都不能应付

▌我很不开心，以至失眠

A. 一点也没有

B. 不经常这样

C. 有时候这样

D. 大部分时间这样

● 我感到难过和悲伤

A. 一点也没有

B. 不经常这样

C. 相当时候这样

D. 大部分时候这样

● 我不开心到哭

A. 一点也没有

B. 不经常这样

C. 有时候这样

D. 大部分时间这样

● 我想过要伤害自己

A. 没有这样

B. 很少这样

C. 有时候这样

D. 相当多时候这样

**测试计分说明：**

**A 个，B 个，C 个，D 个。**

**A计0分，B计1分，C计2分，D计3分。**

你测出的分数：＿＿＿＿＿＿＿＿＿＿

EPDS测查评分解释：＿＿＿＿＿＿＿＿

得分范围0～30分，9～13分作为诊断标准。

**总分相加≥13分可诊断为产后抑郁症，建议及时进行综合干预。**

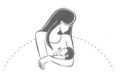

# 产后抑郁与母乳喂养

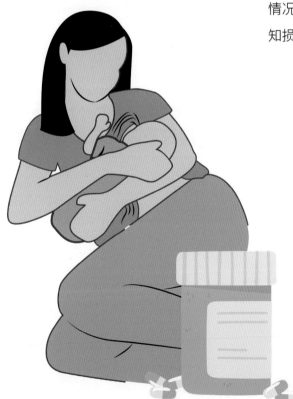

产后抑郁不仅会损害母亲的健康，还会影响母乳喂养、母婴依恋、对婴儿和其他孩子的看护，以及女性与其伴侣的关系。产后抑郁可能与后代营养和健康情况不良有关，产后抑郁还可能与后代发育异常、认知损害和精神疾病有关。

母乳喂养可调节母体内激素，减轻或是消除产后轻症抑郁。但如果母亲不愿意母乳喂养，或是母乳喂养困难导致情绪焦虑加重，可以选择配方奶喂养宝宝。

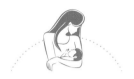

# 产后抑郁的治疗

产后抑郁治疗的方法主要有3种：药物治疗、心理治疗和物理治疗，药物治疗联合其他治疗优于单一治疗。以保证产后女性安全为主要原则，如果症状严重或非药物治疗无效时，应立即进行药物治疗。使用抗抑郁药物是产后抑郁症最常用的治疗方法之一。

 药物
治疗

心理
治疗

物理
治疗

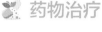 **药物治疗**

目前，我国国家药品监督管理局未正式批准任何一种精神药物可以在哺乳期使用。所有的精神类药物均会进入到乳汁中，婴儿通过母乳受到药物的长远影响尚不明确。

原则上哺乳期女性不能使用精神类药物。但在不得不用药的情况下，须考虑母婴安全，选择药物需个体化、合理化。所有药物必须在医师和药师的指导下使用。

**药物治疗的注意事项**

首先，需要明确的是所有的抗抑郁药都在一定程度上存在于母乳中，但并非所有药物都能在婴儿血清中检测到。

● 如果是在孕期就使用药物进行治疗的患者，通常不应为了母乳喂养而换药。这是因为胎儿时期所摄入的药物量远大于从母乳中摄入的。

● 选择半衰期较短和蛋白结合率较高的药物常可降低药物对婴儿的影响。

● 应尽量避免使用多种精神药物，母亲应避免合用增加其他风险的药物，如应尽量少用非甾体类抗炎药。

⊕ 孩子的不良反应可能与母乳中的药物剂量有关。所以哺乳期女性在开始药物治疗时，应从最低有效剂量开始用药，然后缓慢逐步调整剂量，以达到快速改善病情的目的。

⊕ 睡眠不够会加重精神障碍。所以治疗期间，维持母亲连续睡眠至少4～5小时。可以把母乳挤出瓶喂给婴儿。如果奶量不够，也应优先保证母亲睡眠时间，喂婴儿配方奶。重症患者应转至精神科住院治疗。

⊕ 母亲服药期间，需要多关注婴儿是否有药物不良反应，如易激惹、过度哭闹、体重增长不足或睡眠紊乱等情况。如果有，就要减少或是暂停母乳喂养。对于低出生体重儿、患病婴儿及早产儿，因其药物代谢能力不及足月儿，所以必须谨慎的对待药物进入母乳后对孩子造成的不良影响。

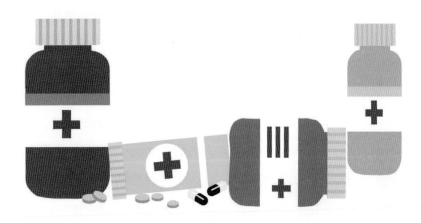

### ● 哺乳期常用的抗抑郁药物

哺乳期女性最常用到的抗抑郁药是选择性5-羟色胺再摄取抑制剂（SSRI）。此类药物虽然都会进入乳汁，但其进入的剂量较少，并且对婴儿造成的不良反应较小。在婴儿发生药物不良反应时，通过停止或是暂停母乳喂养不良反应可消失。此类药物较多，哺乳期常用的有舍曲林、帕罗西汀、氟西汀和西酞普兰等。

哺乳女性首选的抗抑郁药是帕罗西汀和舍曲林，因为这两种药可能比其他SSRI药物更少转运到母乳中，对于接受抗抑郁药治疗的产后哺乳患者安全性良好，故常用作一线治疗药物。而氟西汀因为其半衰期较长，可能在母乳喂养的婴儿中蓄积。

---

#### 舍曲林

半衰期为26小时，母亲在围生期没有接受过抗抑郁药物治疗的可选择此药进行治疗。此药在母乳和婴儿血清中含量较低且副作用少，所以在哺乳期使用较为安全，通常作为首选药物使用。推荐起始剂量25毫克/天，连用5~7天以避免副作用，然后可以增加到50

毫克/天。

#### 帕罗西汀

半衰期为22小时，纯母乳喂养婴儿的相对剂量约为1%，几乎所有的婴儿血清中都没有发现帕罗西汀，安全性良好。

---

#### 氟西汀

血浆蛋白结合率高达94%，具有最长的抗抑郁药半衰期，相对婴儿剂量1.6%～14.6%，M/P为0.286～0.67。氟西汀是最老也是研究最多的抗抑郁药，在哺乳期可以使用，但要注意婴儿的不良反应，如有不良反应，暂停母乳喂养。

---

#### 西酞普兰

半衰期约为35小时。纯母乳喂养婴儿的有效代谢产物的相对剂量平均为3%～5%，最多10%。药物在血清中要么测不到，要么只有微量，为哺乳期适应证的处方药。用药期间可母乳喂养，因为该药对新生儿的不良影响很少，极少部分的新生儿存在睡眠障碍、腹绞痛、易激怒和神经发育迟缓。在药物减量或是停止哺乳后，所有不良反应均自发缓解。

### 艾司西酞普兰

艾司西酞普兰是西酞普兰的S型对映异构体，分子量为414，蛋白结合率（56%）低于西酞普兰（80%），理论上会进入乳汁。尽管这种药物存在于母乳中，但浓度很低。在必须使用时，可以参考西酞普兰的安全性进行使用。

### 阿米替林

半衰期20小时，血浆蛋白结合率高达95%，M/P为1。纯母乳喂养婴儿的相对剂量，包括活性代谢物，不应该超过2.5%。很难在婴儿的血清中监测到该药，所以阿米替林是哺乳期三环类适应证的首选药物。

### 去甲替林

半衰期为37小时，是阿米替林的活性代谢物。M/P约为1，婴儿相对剂量（不超过2%～3%），因安全性良好，所以为哺乳期适应证的首选处方药。

### 多塞平

多塞平在哺乳期不使用，因为多塞平的活性代谢产物半衰期较长约为30小时，可能会大量蓄积于母乳喂养儿的体内造成危害。

### 文拉法新和去甲文拉法新

目前，没有发现不良事件，母乳喂养的患者可以使用这类药物，但相较于其他一些抗抑郁药，该药进入乳汁的量较大，与其他抗抑郁药相比对婴儿的潜在风险较大。

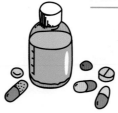

## 💐 心理治疗

心理治疗对产后期重型抑郁的治疗有效。在产后期间有三种方法进行心理治疗，包括认知行为治疗、人际心理治疗和正念认知疗法。非药物治疗对婴儿无害，并且通常可以被患产后抑郁症的母亲接受。

## 💐 物理治疗

物理疗法包括运动疗法、光疗、针灸。

➡ 运动疗法是通过运动使产妇体重减轻并做出有利于健康的积极变化，从而对她们的长期健康产生持久影响。

➡ 光疗干预可以预防产后抑郁，但值得注意的是，光疗可能有轻微和短暂的副作用。

➡ 针灸主要是作为一种辅助干预手段，与其他干预方法一起对产后抑郁进行防治。

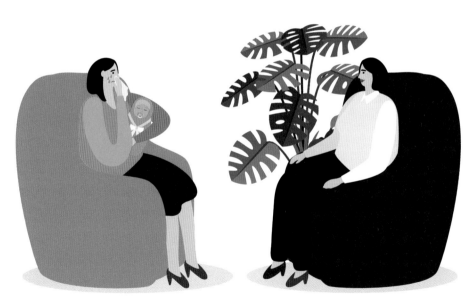

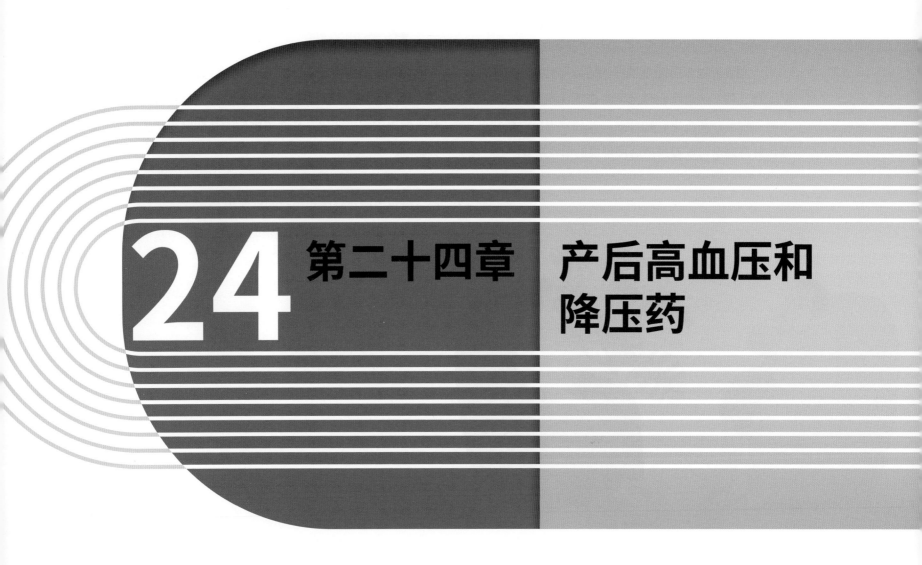

# 24 第二十四章 产后高血压和降压药

首选需要明确的是，母乳喂养不会使母亲的血压升高。

研究发现，在分娩6周内的女性中有多达20%的人患产后高血压的风险。产后高血压的高危因素有：体质指数较高和有糖尿病病史。女性在分娩后高血压通常在数周[平均（16±9.5）日]内自行消退，到产后12周几乎均已消失，但有些病例可能需要长达6个月才能消退。超过该时段仍持续的高血压则应接受评估和治疗。

产后早期的血压明显高于产前或产时的血压的原因可能是：子痫前期、糖尿病病史、产时静脉补液、产后妊娠相关的血管舒张消失、产后细胞外液向血管内转移、产后给予非甾体消炎药（NSAID）镇痛，或者给予麦角衍生物治疗产后出血。

产后持续的高血压是需要治疗的，药物的使用可以参考非妊娠人群的口服药物。但是，对于母乳喂养的婴儿，母亲的用药应考虑母婴的安全性。降压治疗的最终目标是减少心血管事件的发生。大多数妊娠相关脑卒中发生在产后10日内，通常在48小时内，高血压是最强的危险因素。

**目标血压**——产后高血压治疗的初始目标是维持血压＜140/90mmHg，直至妊娠的影响消失且血压稳定。

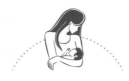

# 哺乳期降压药物的选择

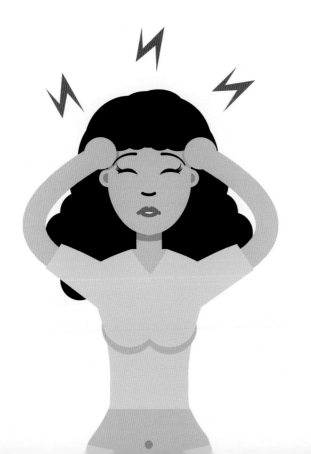

## β 受体阻滞剂和钙通道阻滞剂

β受体阻滞剂和钙通道阻滞剂都可进入母乳，但其中大多数药物对母乳喂养的婴儿似乎是安全的。母亲在服药期间是可以母乳喂养婴儿的。

## β 受体阻滞剂和 α/β 受体阻滞剂

在此类药物中，普萘洛尔、美托洛尔和拉贝洛尔（哮喘患者禁止使用）进入母乳的量最低，相对婴儿剂量小于2%。上述药物均未见婴儿不良事件。

相比之下，阿替洛尔和醋丁洛尔进入母乳的量更多，已有接受母乳喂养的婴儿发生β受体阻滞的报道。因此，对于正在哺乳不足3月龄婴儿或早产儿的母亲，或者大剂量用药的母亲，优选其他β受体阻滞剂。

## 📞 专家连线——母乳喂养期间卡维地洛或比索洛尔的应用

卡维地洛和它的代谢产物可进入乳汁，因此母亲接受卡维地洛治疗期间不提倡母乳喂养。比索洛尔是否经人乳排泄尚不清楚，因此，不建议哺乳期妇女应用比索洛尔进行治疗。

拉贝洛尔（哮喘的患者禁止使用）或者肼屈嗪，在重度高血压紧急治疗时，作为一线治疗药物使用，在拉贝洛尔无效时可以更换肼屈嗪，也可以使用尼卡地平或者硝苯地平静脉给药。

### 钙通道阻滞剂

地尔硫卓、硝苯地平、尼卡地平和维拉帕米的相关婴儿剂量均小于2%，在治疗期间，不影响母乳喂养。

### 血管紧张素酶抑制剂（ACEI类）

这类药进入母乳的量很少。卡托普利和依那普利可用于β受体阻滞、钙通道阻滞剂治疗无效的哺乳女性。鉴于安全性的考虑，在使用药物治疗期间，对于早产儿和2个月以下的婴儿，应注意水肿和体重增长的情况。水肿和体重增长是判断婴儿肾功能失常的指标。

### ARB类（沙坦类）

因此类药物在哺乳期的应用研究较少，安全性不确定，所以母乳喂养期间建议避免使用这类药物。

### 利尿剂

理论上，利尿剂可减少母乳量。目前认为，氢氯噻嗪＜50毫克/天对母乳喂养的新生儿是安全的，但要在紧急的情况下才能使用。尚无关于呋塞米的相关报道，但因其具有强烈的利尿作用而不建议使用。

**甲基多巴和肼屈嗪**

这两种药物对新生儿似乎都安全。但已有应用甲基多巴后母亲发生抑郁的报道，且女性产后本就存在抑郁的风险，因此美国妇产科医师学会（American College of Obstetricians and Gynecologists, ACOG）建议，对产后女性避免使用甲基多巴。

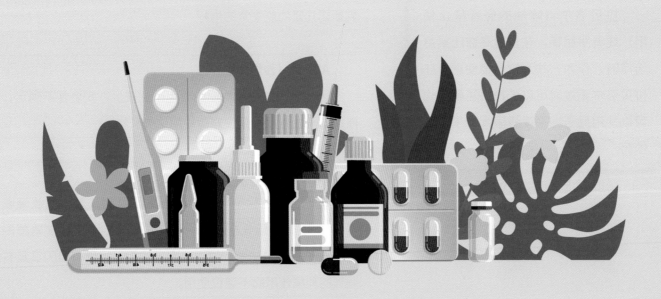

## 🍓 服用降压药的注意事项和用药建议

● 如果产妇出院前血压处于临界水平，出院后须在家监测血压。

● 使用降压药治疗的同时也应密切监测血压，以避免出现血压恢复正常，继续用药导致低血压的情况。

● 妊娠前血压正常，用药时无高血压的产妇则可在3周后停用降压药，但仍然需要监测血压，并请医生评估是否需要继续治疗。

● 所有非甾体抗炎药（NSAID）在减轻炎症和疼痛时均能升高血压，平均升高2～3mmHg，但不同药物差异较大。如布洛芬使用者的高血压（定义为收缩压≥140mmHg或舒张压≥90mmHg）发生率显著高于对乙酰氨基酚使用者。

● 对于有妊娠高血压、子痫前期、子痫或HELLP综合征病史的患者，考虑到发生高血压的风险增加，须终生监测血压。坚持健康的生活方式可降低此风险，包括维持健康体重、限盐、适度运动和限制饮酒。

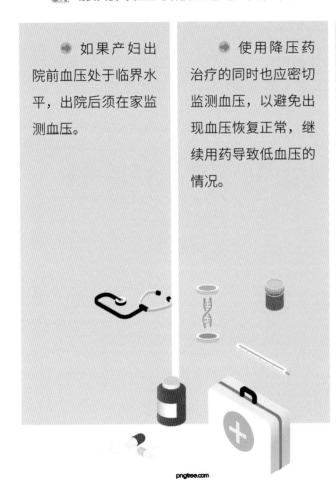

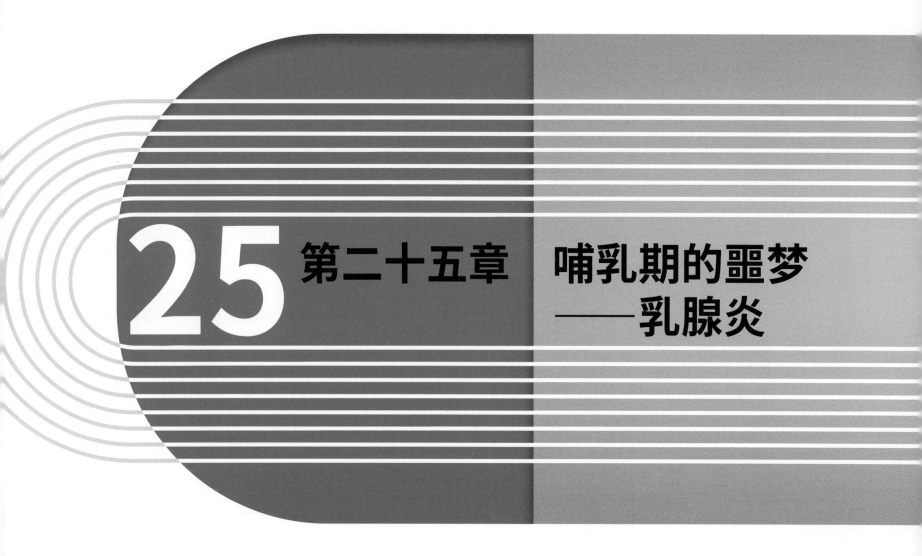

# 25 第二十五章　哺乳期的噩梦
## ——乳腺炎

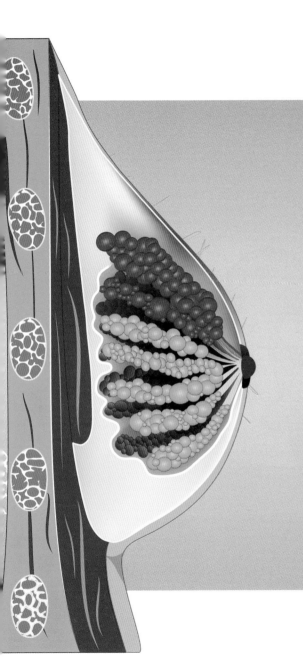

# 哺乳期乳腺炎

　　哺乳期乳腺炎可发生于哺乳期的任何时间段，最常见于产后前3个月，主要表现为乳房胀痛及局部皮肤红肿。

　　在乳腺炎初期，乳汁排出不通畅造成乳房肿胀，这可能与乳头创伤导致肿胀和乳管受压有关。如果症状持续12～24小时，就会发生感染性哺乳期乳腺炎（因为乳汁中含有细菌），表现为疼痛、发红、发热和乏力。

长期乳房肿胀、乳汁排出不畅、乳汁淤积、致病菌感染等因素都可能成为哺乳期乳腺炎发病的危险因素。

● 乳管部分堵塞、乳汁排出减少导致堵塞处远端乳汁淤积。

● 乳房外伤，如乳房受压（包括内衣压迫或汽车安全带的挤压等）、被婴幼儿踢伤、被用力按摩等使乳房局部受伤，造成组织水肿，局部压力增大。

● 产乳过多，过度排空乳房造成乳汁过多。

● 没有勤喂，哺乳间隔时间过长。

● 乳头皮肤破损或皲裂，多因哺乳时衔乳姿势不正确造成。

● 婴儿腭裂或舌系带过短等导致含接困难。

● 断奶时过急过快。

● 母婴分离，母亲或婴儿患病。

● 母亲压力过大或过度疲劳。

● 母亲营养不良。

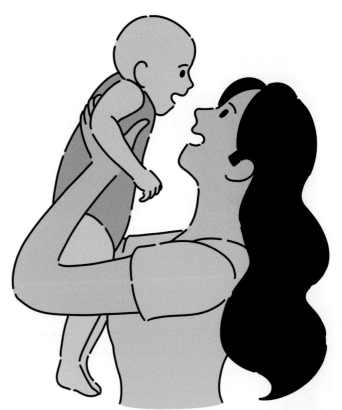

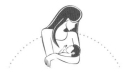

# 哺乳期乳腺炎

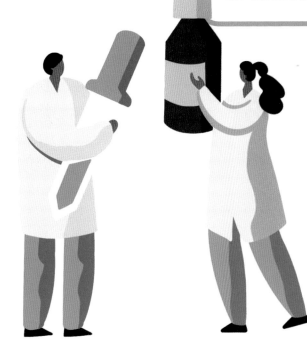

造成哺乳期乳腺炎病情加重的危险因素包括：乳腺炎既往史、乳汁排泌不畅、乳头皲裂、在乳头上使用乳膏（特别是抗真菌乳膏）以及不正确地使用吸奶器、暴力通乳。

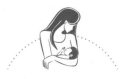

# 乳腺炎的临床表现

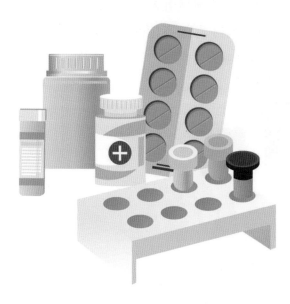

早期的症状可能较轻微，到了感染后期，可能出现乳房大面积肿胀伴皮肤红斑，可致腋下淋巴结肿大，也可能引起腋下疼痛和肿胀。

哺乳期女性如果一侧或双侧乳房出现局部坚硬、红肿、疼痛，并且体温＞38.3℃，同时伴有排出乳汁量减少，全身肌肉疼痛、寒战、乏力和流感样症状并且症状在24～72小时内逐渐加重，那么这就是乳腺炎的典型临床表现。

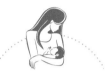

# 哺乳期乳腺炎的
# 医学诊断

如果物理支持治疗和抗生素治疗48～72小时后哺乳期乳腺炎病情未见好转，则有必要行影像学检查。超声检查（乳腺B超）是鉴别乳腺炎与乳房脓肿的最有效方法。

乳汁的细菌培养有助于指导抗生素的选择，多用于鉴别重度感染、医院获得性感染或初始经验性抗生素治疗无效的感染。对于血流动力学不稳定、进展性红斑等重度感染，需要进行血培养，但其他情况下无须进行血培养。

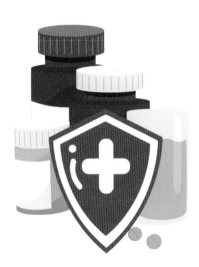

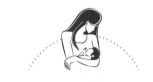

# 乳腺炎的治疗

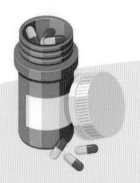

乳腺炎的治疗原则为保证充分休息，不中断母乳喂养，有效移出乳汁，合理使用抗生素、止痛药物，必要时适当补液。对于脓肿形成者，提倡微创治疗。

正确的哺乳姿势以及衔乳的方式，在哺乳早期显得尤为重要。此外，母亲自身需要储备一定的"自救"知识：哺乳期女性掌握母乳喂养技巧可以降低哺乳期乳腺炎的发病风险。

 **专家连线——如何区分乳房肿胀和乳腺炎**

乳房的重度肿胀是由于间质性水肿或是乳汁淤积引起的，往往累及双侧乳房，它与乳腺炎最大的区别是没有发热、肌肉疼痛等症状，并且在调整哺乳姿势和衔乳，有效排出乳汁后，情况逐渐好转。

不能做

乳腺炎初期不能停止婴儿吸吮乳汁，如果停止会加速乳腺炎的恶化，也不可采取大力的揉捏，俗称"暴力通乳"，那样会使原本感染的范围扩大，从而加重和扩大感染范围，使治疗难度增加。

可以做

乳腺炎初期母亲感到不适时，可以在疼痛区域进行冷敷，在宝宝吸吮乳汁时，在乳房有包块处轻柔地按压，增加乳汁的排出。配合手挤奶或正确使用吸奶器排乳。如果这些处理 24 小时之后，没有得到缓解，并且持续发热（体温 > 38.3℃），就要及时就医。

## 🐝 乳腺炎的药物治疗

哺乳期乳腺炎多由金黄色葡萄球菌（staphylococcus aureus）引起。耐甲氧西林金黄色葡萄球菌（methicillinresistant Staphylococcus aureus，MRSA）现已成为哺乳期乳腺炎的重要病原体，金黄色葡萄球菌是乳腺炎的致病微生物。

不太常见的病原体包括：化脓性链球菌（streptococcus pyogenes，A组或B组）、大肠埃希菌（escherichia coli）、拟杆菌属（bacteroides）、棒状杆菌属（corynebacterium）和凝固酶阴性葡萄球菌，如里昂葡萄球菌（staphylococcus lugdunensis）。

药物治疗分为局部治疗和全身性治疗。

### ◾局部治疗

局部治疗是指在炎症区域（红、肿、痛部位）的药物治疗。

#### 湿敷

25%硫酸镁湿敷，每次20分钟，每日3次；3%高渗盐水湿敷，每次20分钟，每日3次。此法适用于局部皮肤红肿的患者，禁用于皮肤破损处。

#### 中药外敷

如意金黄散用蜂蜜调糊，均匀涂抹在大纱布上，再以一张纱布将其覆盖成片，将制成的金黄散敷贴放在患处，每日1次。此法适用于急性炎症型及脓肿型患者，禁用于对金黄散过敏或局部已有皮疹者。

### ◾全身治疗

**全身治疗主要是指抗生素的使用。** 有抗生素使用指征：全身症状及局部症状较重，如局部明显红肿、压痛，体温高于38.5℃，血常规白细胞计数＞$12×10^9$／L；乳头皲裂伴感染，在症状较轻时，经保守疗法（有效排出乳汁与物理治疗）24～48 小时之内没有改善，或是病情加重，乳汁培养明确存在致病菌，应尽快根据致病菌检测及药物敏感试验，选用对婴儿无明显伤害的抗生素。

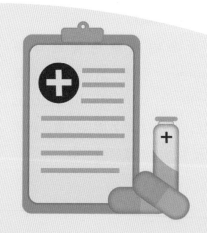

## 非重度乳腺炎的治疗

减轻疼痛和肿胀的对症治疗（非甾体消炎药和冷敷），以及完全排空乳汁（通过持续母乳喂养、吸奶器和/或手挤）；无须停止哺乳。

非甾体消炎药：推荐使用可以继续母乳喂养的药物，如对乙酰氨基酚或布洛芬。止痛的同时可以帮助喷乳反射，促进乳汁有效排出。发热不需要停止母乳喂养，推荐口服布洛芬及物理降温（冷敷）对症治疗。

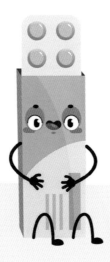

## 经验性用药

对于无MRSA危险因素的非重度感染，在取得药物敏感试验结果前，推荐使用耐酶青霉素类（如苯唑西林钠）、头孢菌素一代（如头孢拉定）或头孢菌素二代（如头孢美唑）；可采用双氯西林（口服，一次500mg，一日4次）或头孢氨苄（口服，一次500mg，一日4次）。

在青霉素或头孢菌素过敏时，则首选红霉素（一次500mg、一日2次）、阿奇霉素或林可胺类抗生素口服克林霉素（一次450mg、一日3次），但克林霉素应用于分娩1个月内的产妇时可能引起婴儿伪膜性肠炎，故应谨慎使用。

## 🦠 MRSA 感染的非重度感染

耐甲氧西林金黄色葡萄球菌已成为哺乳期乳腺炎感染的重要病原菌，感染MRSA是否能继续母乳喂养尚存争议，大多数专家认为对于早产儿不宜继续母乳喂养，应挤出乳汁扔弃。

患者可使用复方磺胺甲噁唑（trimethoprim-sulfamethoxazole，TMP-SMX，双强度片剂1片，一日2次，口服）或克林霉素（一次450mg，一日3次，口服）。

母乳喂养至少1个月大的健康足月婴儿时，可使用TMP-SMX。而母乳喂养新生儿（＜1个月）或患葡萄糖-6-磷酸脱氢酶缺乏症的婴儿，不应使用TMP-SMX，母乳喂养黄疸、早产儿或患病婴儿应慎用TMP-SMX。

## 🦠 重度感染

如血流动力学不稳定和抗生素治疗期间出现进展性发红，应使用万古霉素开始经验性住院治疗，并根据培养和药敏试验的结果调整治疗方案。如果革兰染色结果提示革兰阴性杆菌，则应及时采用第三代头孢菌素类药物或β-内酰胺类/β-内酰胺酶抑制剂合剂进行经验性抗生素治疗。

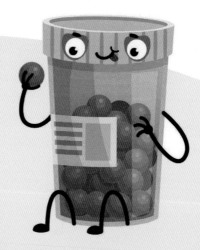

## 🦷 治疗注意事项

抗生素应足量、足疗程使用。如果局部体征消失、体温正常超过3天、白细胞计数恢复正常可以进行停药。

尚不明确抗生素治疗的最佳疗程。虽然连用10~14日疗程可降低复发风险，但如果治疗反应迅速且彻底，则可选择较短疗程（5~7日）。若重度乳腺炎或脓肿患者有临床改善迹象且无全身性毒性证据，则可将胃肠外抗生素治疗换为口服治疗。

哺乳期乳腺炎，可引起发热以及乳房区域发硬、发红和肿胀，还可以有肌肉酸痛或寒战。发生乳腺炎后无须停止哺乳。若有这些症状，请就医，也可以咨询母乳喂养专家（泌乳顾问）。哺乳期乳腺炎还需要注意以下事项：

➡ 服用缓解疼痛的药物。

➡ 喂乳期间轻柔按摩乳房。

➡ 喂乳后使用吸乳器来排空乳房。

➡ 按医嘱使用抗生素。

➡ 拒绝暴力通乳。

 **专家连线——哺乳期时常发生的堵奶就是乳腺炎吗**

在哺乳期，乳腺炎是众多母亲最为畏惧的疾病之一，但是堵奶在哺乳期也是时常发生的事，只不过一部分母亲处理及时得当没有造成严重后果。哺乳期发生堵奶并不一定是乳腺炎，还有可能是乳管堵塞、积乳囊肿、乳房脓肿等疾病。

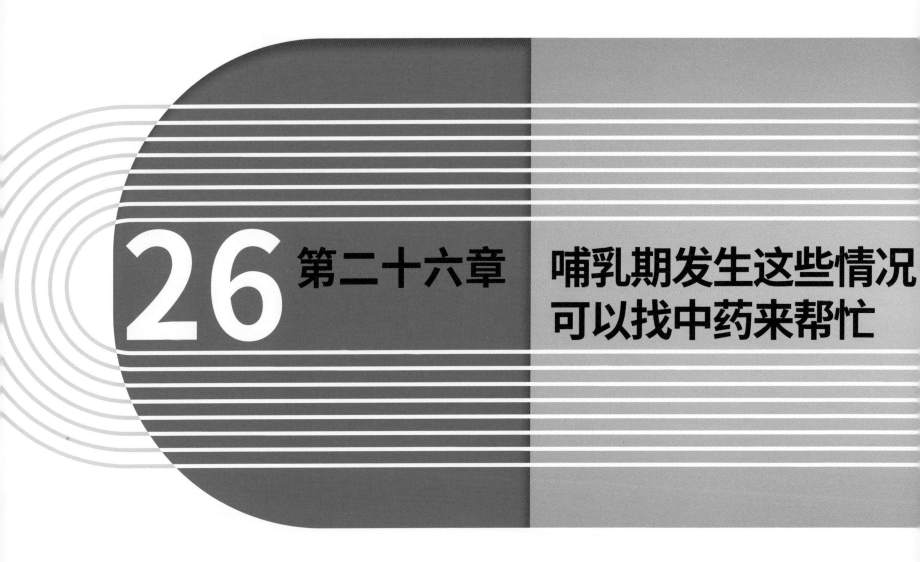

# 26 第二十六章 哺乳期发生这些情况可以找中药来帮忙

# 产后血晕和可能会用到的中药

产后血晕是由于产妇身体虚弱、气血不足，造成产后头晕眼花或心胸满闷、恶心呕吐、心烦不安、不省人事等症状。临床常用的中药方剂有以下几种。

➡ 参芪龙枣汤（基本方）：人参，黄芪，炒白术，当归，升麻，阿胶，白芍，明天麻，木香，紫河车粉，川芎，甘草，龙骨，炒枣仁。

➡ 夺命散：产妇产后阳气不足、虚弱、寒邪内侵、血为寒凝，或者分娩时过度紧张导致气滞血凝，亦或是因为手术创伤导致冲任瘀滞而至瘀阻气闭型的产后血晕，疗法需采用行血逐瘀法。

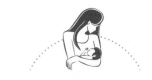

# 产后中风和可能
# 会用到的中药

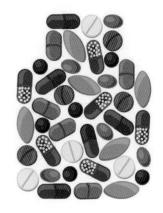

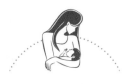

# 产后发热和可能
# 会用到的中药

产妇产后因生产时气血损伤、产后外邪侵袭，身体出现疼痛、麻木、酸楚及四肢痉急等的症状称为"产后中风"，常用人参、当归、川芎、麻黄、防风等中药来治疗。

产后出现不同程度的发热且持续不退，或者突然寒战高热并伴有其他相关症状，称为"产后发热"。临床上常常采用中西结合的方式来治疗，如补中益气汤联合头孢菌素或甲硝唑。临床应用中医辨证治疗产后发热在有效缓解症状的同时，可调节产妇气血平衡，对产后恢复有较多益处，多比单独使用西药的效果好。

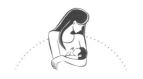

# 产后恶露和可能
# 会用到的中药

产后恶露是指分娩后子宫缩复，自阴道不断排出无特殊臭味但伴有血腥味的瘀血浊液。一般情况下，3周左右恶露断绝。若恶露持续淋漓不净超过3周则为异常状态。

恶露不绝的原因包括气虚、血瘀、血热。气虚血瘀型产后恶露临床采用生化汤（当归，川芎，桃仁，炮姜，甘草）加减联合常规西药（头孢拉定、宫缩素）或者单用生化汤加减治疗。血热血瘀型恶露临床常用生化汤加减联合常规西药或者单用生化汤加减治疗。

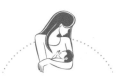

# 产后身痛和可能会用到的中药

产妇在产褥期（生产后的42～56天），产后调理不当、休息不足、过食生冷、产后输液等原因，出现肢体关节酸楚、疼痛、麻木、肿胀等症，称为"产后身痛"。产后身痛分为以下四种。

### 气虚型

此类患者可采用独活寄生汤（由独活，桑寄生，牛膝，细辛，秦艽，肉桂，当归，白芍，党参，杜仲，鸡血藤等组成，即《备急千金要方》所载加减）及趁痛散治疗。

### 外感型

此类患者可采用四妙丸（苍术、黄柏、牛膝、薏苡仁，即《成方便读》所载加减）、清热除痹汤《刘奉五妇科经验》所载加减）及独活寄生汤加减治疗。

### 血瘀型

此类患者可采用身痛逐瘀汤（秦艽、川芎、桃仁、红花、羌活、没药、当归、五灵脂、川牛膝、干地龙，即《医林改错》所载加减）、生化汤（《傅青主女科》所载加减）、桃红四物汤加减、产后祛瘀方（当归、川芎、桃仁、炙甘草、干姜、益母草、延胡索）治疗。

### 肾虚型

此类患者可采用养肾壮骨汤（熟地、山萸肉、枸杞子、女贞子、白芍、肉苁蓉、怀牛膝、骨碎补、盐狗脊、当归、鸡血藤、木香，《叶氏女科证治》所载加减）、加味补阳还五汤治疗。

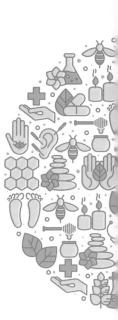

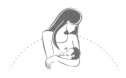

# 哺乳期使用中药应该注意些什么

→ 中药成分复杂，哺乳期服用中药一定要在医生的指导下，不可自行服药。

→ 哺乳期妇女用药应遵循兼顾母体及乳儿的治疗原则，慎用影响乳汁分泌的药物，避免大剂量、长期、反复用药，对于用药风险较大的药物应尽量选择其他较安全的药物或治疗手段代替，若须服用副作用较大或具有毒性的药物时，可暂停哺乳。合理调整服药及哺乳时间，用药期间应密切观察乳儿反应，如发现乳儿吐奶、呃奶、吵闹不安等异常表现，应及时停止哺乳并就医。

→ 哺乳期妇女用药时要结合现代药理研究结果，慎重选择药物，宜选药性平和之品，慎用或忌用毒性药物，并注意用药的剂量与疗程。

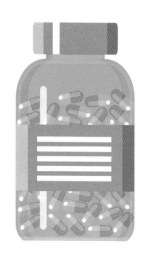

# 参考文献

[1] 薛红芳，董渠龙，陈娟，等.钙在产科中的应用进展［J］.国际妇产科学杂志，2019，46（5）：499-502.

[2] 高蓉，范春元，张朝晖.硫酸镁在妊娠高血压治疗中的作用［J］.西部医学，2015，27（3）：389-391.

[3] 中华医学会.维生素矿物质补充剂在保持孕期妇女和胎儿健康中的应用：专家共识［J］.中华临床营养杂志，2014，22（1）：60-66.

[4] 孟晓娜.硒补充剂对妊娠期糖尿病患者血糖和血脂代谢及妊娠结局的影响分析［J］.中国实用乡村医生杂志，2022，29（1）：60-63，67.

[5] 羊海涛，覃爱平.左旋肉碱与女性生殖的研究进展［J］.医学综述，2010，16（6）：943-946.

[6] 翁治委，陈琦，冯家明，等.左旋肉碱虾青素联合复方氨基酸胶囊治疗特发性少、弱、畸形精子症的临床观察［J］.生殖医学杂志，2022，31（1）：106-109.

[7] 戚仪雯，郭路，李斌.氨基酸代谢在卵巢早衰中的作用与机制研究［J］.老年医学与保健，2021，27（4）：880-883.

[8] 汤海荣，郭秋兰.药物的致畸作用与孕妇用药［J］.医药产业资讯，2006，3（15）：150-151.

[9] 游云，黄芳华，韩玲.《中华人民共和国药典》收录孕妇禁用和慎用中药材生殖毒性研究进展［J］.中国药理学与毒理学杂志，2018，32（5）：364-370.